사춘기 소녀들을 위한 안내서

이지현 글 ★ 김푸른 그림

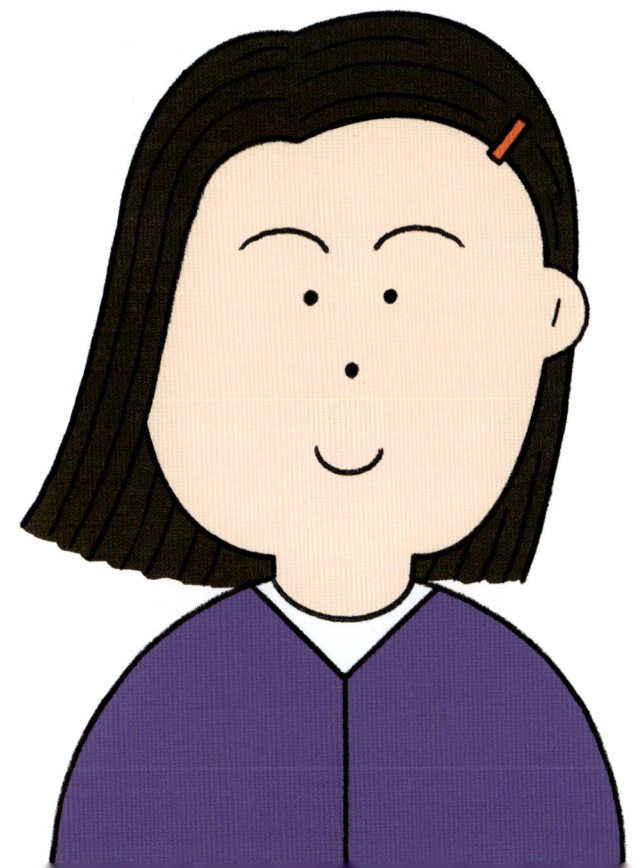

주니어김영사

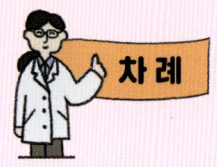 **차례**

보건실 안내문 오늘은 무슨 일로 오셨나요? • 4

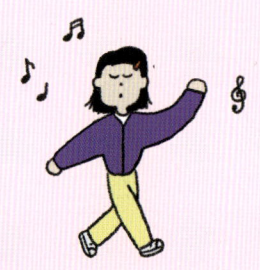

1장 마음의 변화

사춘기의 시작! • 8　나는 누구인가? • 9
파도 같은 내 기분 • 12　감정을 알아차리기 • 14
감정을 다루는 기술 • 16　마음의 근육 기르기 • 18

2장 몸의 변화

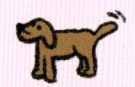

몸이 변하고 있어요! • 24　유방의 변화 • 26
브래지어에 대한 모든 것! • 28
　보건 선생님께 물어봐요! [브래지어 편]　• 32
털이랑 땀이 난다고요? • 34　피부의 변화 • 36
체형의 변화 • 38　월경의 시작 • 40
월경 용품에 대한 모든 것! • 45
　보건 선생님께 물어봐요! [월경 편]　• 48

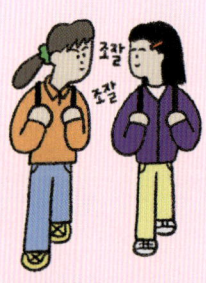

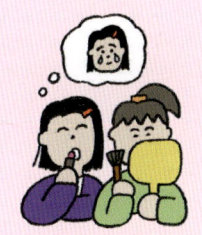

3장 관계의 변화

나와 세상의 연결 고리 • 52　관계를 지키는 첫걸음, 경계 • 54
거절도 기술이 필요해요 • 56　의사소통의 첫걸음, '나 메시지'! • 58
감사함을 표현하는 법 • 60　사과가 필요할 때 • 62
모든 가족은 특별해요 • 64　완전 소중한 내 친구 • 66
친구인 듯 아닌 듯, 이성 친구! • 69　영혼을 파괴하는 괴롭힘 • 72

4장 세상과 나

지구촌에 함께 살기 • 76　여자아이로서 살아간다는 것 • 78
다시 사랑하자, 환경 • 83　달라서 아름다운 세상 • 86
또 다른 세계, 온라인 세상 • 88　삶의 일부, SNS • 90
온라인 세상 속 어둠 • 92

부록 • 94
작가의 말 사춘기 소녀들을 위한 다정한 안내자 • 102

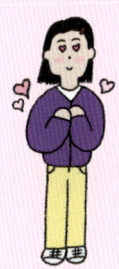

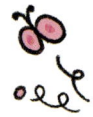 보건실 안내문

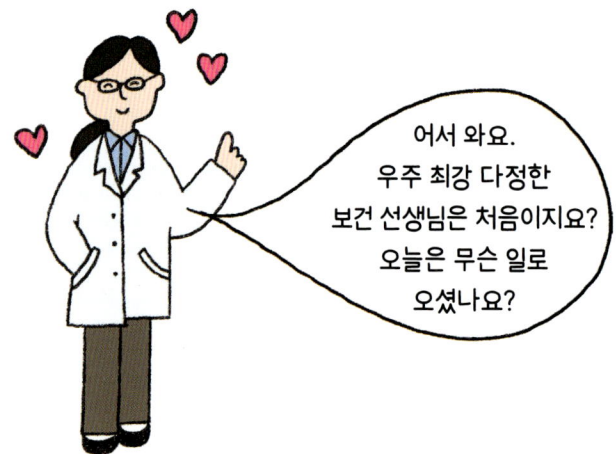

오늘은 무슨 일로 오셨나요?

어서 와요.
우주 최강 다정한
보건 선생님은 처음이지요?
오늘은 무슨 일로
오셨나요?

요새 내가 왜 이러는지 도통 모르겠다고요?

괜찮아요. 선생님은 이해할 수 있거든요.

사춘기를 겪을 때는 하루에도 열두 번씩 기분이 바뀌고, 몸도 낯설게 변하기도 해요. 자기 존재에 대한 고민도 많아지고, 친구와 부모님과의 관계도 달라져서 어떻게 설명해야 할지 모를 때도 참 많아요.

근데 이건 모두 정상이에요. 혹시나 스스로 이상하다고 생각한 적이 있나요?

그래서 준비했어요. 여러분에게 꼭 전해 주고 싶은, 조금은 다정하고 또 조금은 현실적인 사춘기 안내서예요. 교과서처럼 처음부터 끝까지 순서대로 딱딱하게 읽지 않아도 괜찮아요. 그냥 마음이 멈추는 페이지부터 펼쳐도 되고, 필요하면 잠시 접어 두었다가 생각날 때 꺼내 읽어도 괜찮아요. 어떤 날은 위로가 될 수도 있고, 어떤 날은 나침반처럼 미래의 방향을 보여 줄 수도 있을 거예요.

사춘기를 지난다는 건 자신만의 생각이 싹트고, 새로운 동력과 감정이 깨어나고 있다는 뜻이기도 해요. 이제 아이도, 어른도 아닌 아주 특별하고 유일한 '나다움'을 갖추며 성장하는 중이니까요.

이 책은 그런 복잡하고 혼란스러운 마음을 조금 더 편안하게 이해할 수 있도록 도와줄 거예요. 선생님이 이제부터 다정하게 안내해 줄게요.

기억해요. 이미 여러분은 그 자체로 충분한 존재라는걸요.

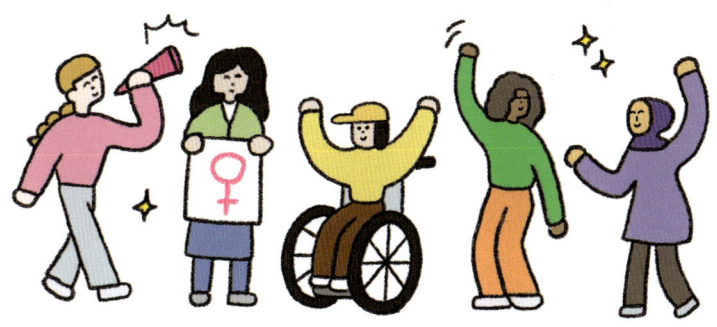

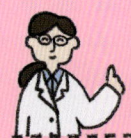

사춘기가 되면 '나는 누구인가'에 대한 생각이 머릿속을 꽉 채우기 시작해요. 기분이 수시로 바뀌고, 이전에 경험하지 못한 강한 감정들을 느낄 수 있어요. 이 혼란스러운 여정을 슬기롭게 헤쳐 나가기 위해선 내 마음을 잘 돌볼 수 있어야 해요. 1장에선 내 마음에 대해 탐구해 보아요.

1장

마음의 변화

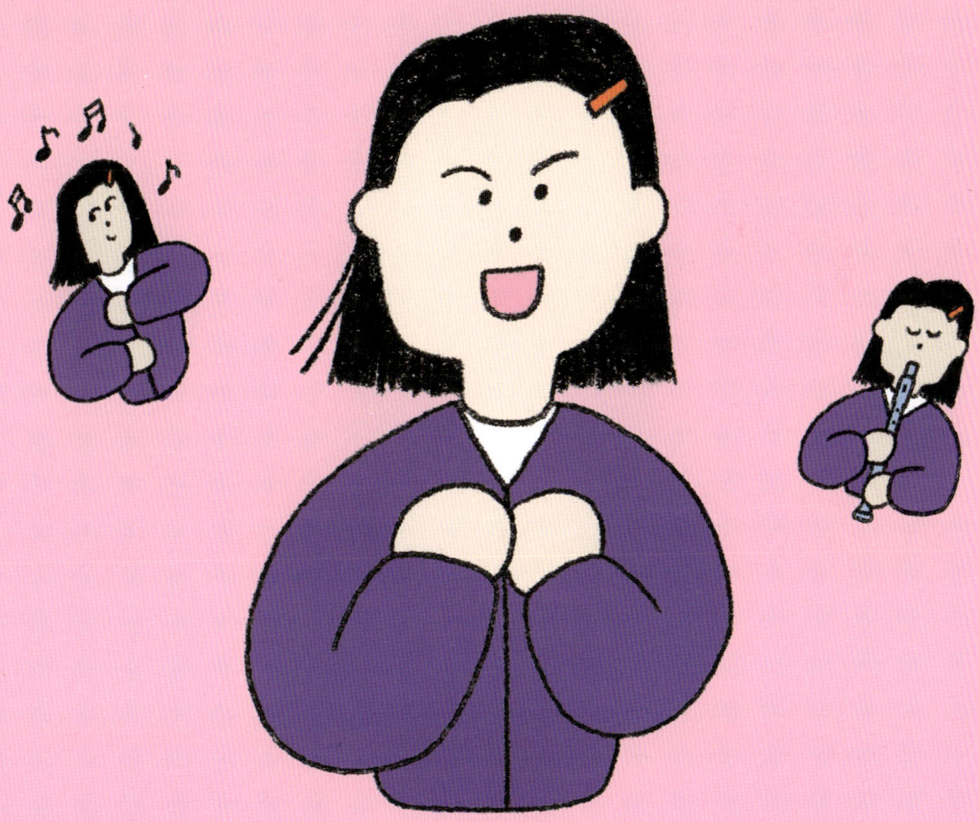

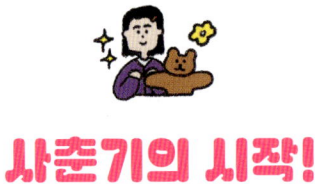

사춘기의 시작!

■ 사춘기란?

　사춘기가 되면 몸과 마음은 자연스럽게 변화하기 시작해요. 몸에 다양한 변화가 나타나고 '나는 누구지' 하는 생각으로 머릿속이 복잡해져서 혼란스럽지요.

　사춘기는 보통 9세에서 12세 사이에 시작해서 3년에서 5년가량 이어지는데, 빨리 끝나거나 오래 가기도 해요. 세상 속 수많은 사람의 생김새나 성격이 다르듯, 사춘기 때 몸과 마음이 변하는 속도도 제각기 다르지요. 그러니 친구와 변하는 속도나 모습이 다르다고 걱정하지 말고, 자신을 잘 가꾸어 나가기를 응원할게요.

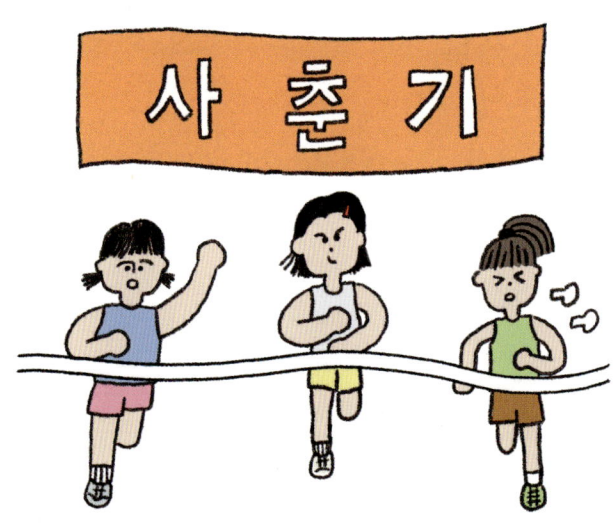

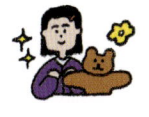

나는 누구인가?

"나는 정상인가?"

사춘기 때 내게 일어나는 변화가 정상인지 아닌지 불안할 수도 있어요. 하지만 이 변화가 왜 일어나는지 알게 된다면 '내 몸과 마음이 건강하게 자라고 있다'는 걸 이해하게 될 거예요.

■ 자아 정체성

사춘기는 새로운 경험을 시도하고, 나의 한계를 탐구하며 자아 정체성을 찾아가는 시기예요. 내가 하고 싶은 일이 무엇인지, 무얼 좋아하고 무얼 힘들어하는지, 다양한 도전을 하며 알아 가면 돼요.

이 시기에는 혼자만의 시간이 갖고 싶고, 예전보다 독립적으로 변하기도 해요. 그러다 뜻대로 되지 않을 때도 있겠지만 괜찮아요. 그 시간을 보내는 동안 문제를 해결하고, 내 일에 책임지는 방법을 익혀 나갈 수 있거든요.

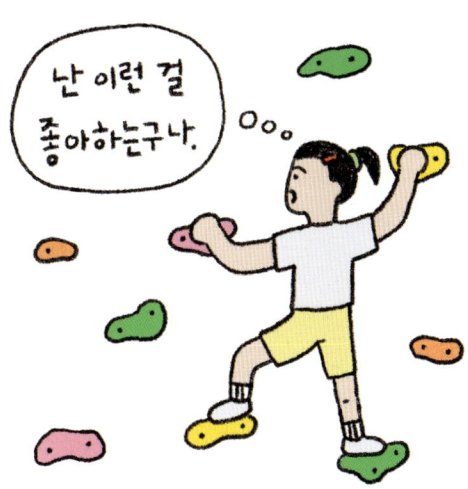

✿ 또 다른 나, 사회적 자아

사춘기 때는 다른 사람을 대하는 나의 태도도 다양해질 거예요. 부모님, 친구, 선생님 등 여러 관계를 맺으면서 내 모습이 시시각각 바뀌고, 실제 성격과는 전혀 다른 모습으로 행동하기도 해요. 이를테면 화장이나 옷에 관심이 없지만, 친구들과 어울리고 싶은 마음에 관심 있는 척하는 경우도 생길 거예요.

내가 속한 집단에 따라 또 다른 모습을 꾸며 내는 것은 자연스러워요. 하지만 있는 그대로의 내 모습을 한 번씩 돌아보는 시간도 필요해요. 나를 있는 그대로 이해하고, 받아들이고 존중해 주는 사람들을 사귀는 것도 중요하답니다.

✿ 온라인 속의 나

요즘은 온라인 메신저로 채팅하고, SNS를 하는 등 온라인 세상에서 보내는 시간이 길어지며 가상의 자아도 새로 생겼어요. 온라인에서는 내가 누구인지 정확히 밝히지 않고도 활동할 수 있어요. 하지만 한번 온라인에 올린 게시물은 영원히 남을 수 있어요. 그러니 온라인에서 활동할 때는 늘 신중해야 해요.

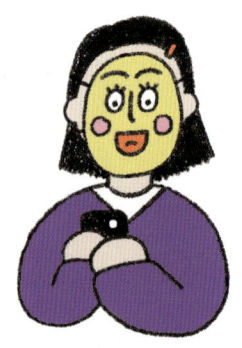

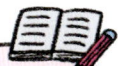

'나 사용 설명서' 만들기

물건을 샀을 때 사용 설명서를 읽으면 물건이 작동하는 원리를 잘 이해할 수 있듯이, '나'에 대한 사용 설명서를 쓰며 자신을 더 깊이 알아보아요.

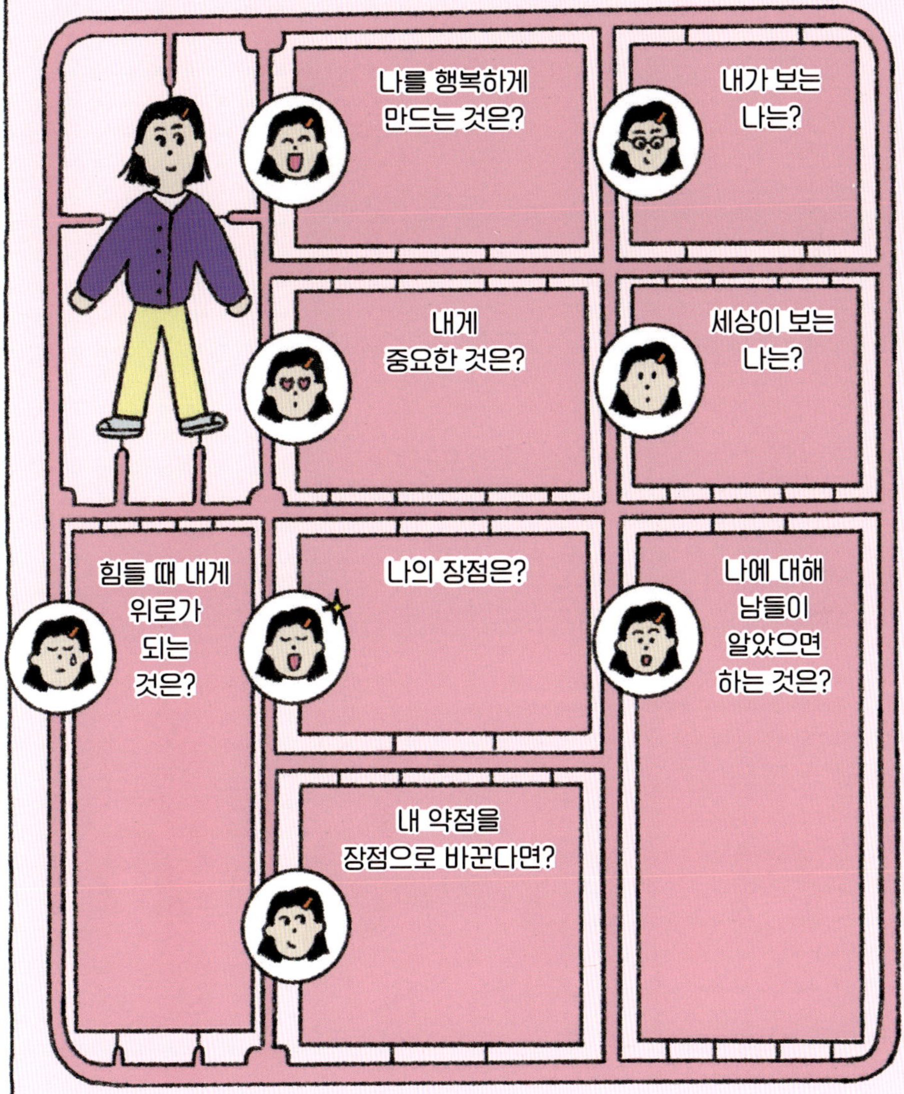

- 나를 행복하게 만드는 것은?
- 내가 보는 나는?
- 내게 중요한 것은?
- 세상이 보는 나는?
- 힘들 때 내게 위로가 되는 것은?
- 나의 장점은?
- 나에 대해 남들이 알았으면 하는 것은?
- 내 약점을 장점으로 바꾼다면?

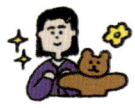

파도 같은 내 기분

사춘기가 되면 기분이 파도처럼 수시로 바뀌어요. 이건 모두 뇌와 화학 물질 때문에 나타나는 변화인데, 에너지가 넘치다가도 이유 없이 화가 나거나 슬퍼지기도 해요.

▪ 감정 지시 본부, 뇌

인간의 뇌는 몸과 마음, 생각과 감정을 조절하는 복잡하고도 신비로운 기관이에요. 그런데 어린이·청소년 시기는 아직 뇌가 발달하는 중이라 주변 일에 더욱 민감하게 반응하기도 하고, 감정 변화도 크지요.

사춘기는 뇌가 무한하게 발달하는 시기예요. 무엇을 경험하고 배우냐에 따라 뇌에 여러 자극을 줄 수 있어요. 그러니 공부, 음악, 운동, 춤 등 다양하게 도전하며 경험을 쌓아 뇌를 멋지게 만들어 나가기를 바랄게요.

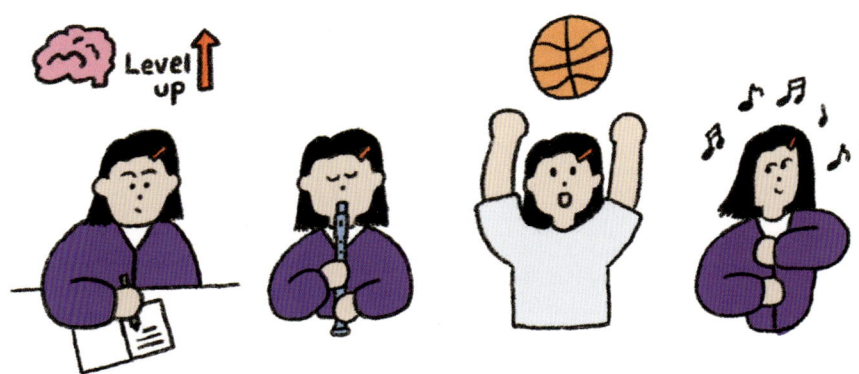

★ 기분을 조절하는 특별한 물질

우리 뇌에서는 여러 가지 신경 전달 물질이 만들어져요. 이 물질에 따라 기분이나 감정이 달라지기도 하지요. 어떤 행동을 할 때 어떤 신경 전달 물질이 나오는지 알아볼까요.

행복을 느끼게 하는 신경 전달 물질

세로토닌
불안감이나 우울감을 줄이고 행복을 느끼게 하는 물질이에요. 햇빛을 자주 쐬거나 잠을 충분히 자면 세로토닌이 많이 분비돼요.

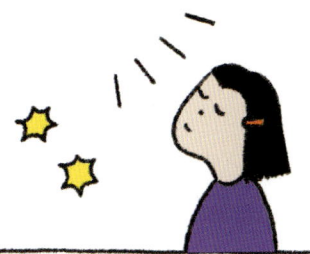

도파민
노력한 것에 대한 결실이 생겼을 때 나오는 물질이에요. 열심히 공부해서 시험에서 좋은 성적을 거두면 기분이 좋아지고 스스로 자랑스럽다고 느끼지요.

옥시토신
사랑을 느끼고 표현할 때 나오는 물질이에요. 예를 들어 강아지를 안고 있으면 몸에서 옥시토신이 나와 사랑받는다고 느낄 수 있어요.

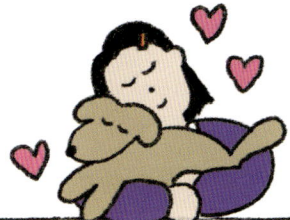

엔도르핀
스트레스를 받거나 아플 때 마음을 편안하게 만들고 통증을 줄여 주는 물질이에요. 운동을 열심히 한 후 몸이 가뿐하게 느껴진다면 바로 엔도르핀 때문이에요.

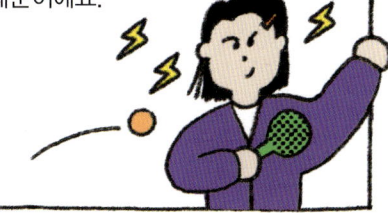

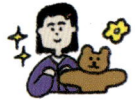

감정을 알아차리기

★ 감정에 이름 붙이기

내가 느끼는 감정이 무엇인지 알아차린다면 내 감정을 조절하고 더욱 능숙하게 다룰 수 있어요. 그러기 위해선 내 감정에 이름을 붙이는 것이 중요해요.

감정은 대체로 편안한 감정과 불편한 감정으로 나뉘어요. 아래에 있는 감정 단어들을 참고해서 내가 느끼는 감정들에 이름 붙이는 연습을 해 보아요.

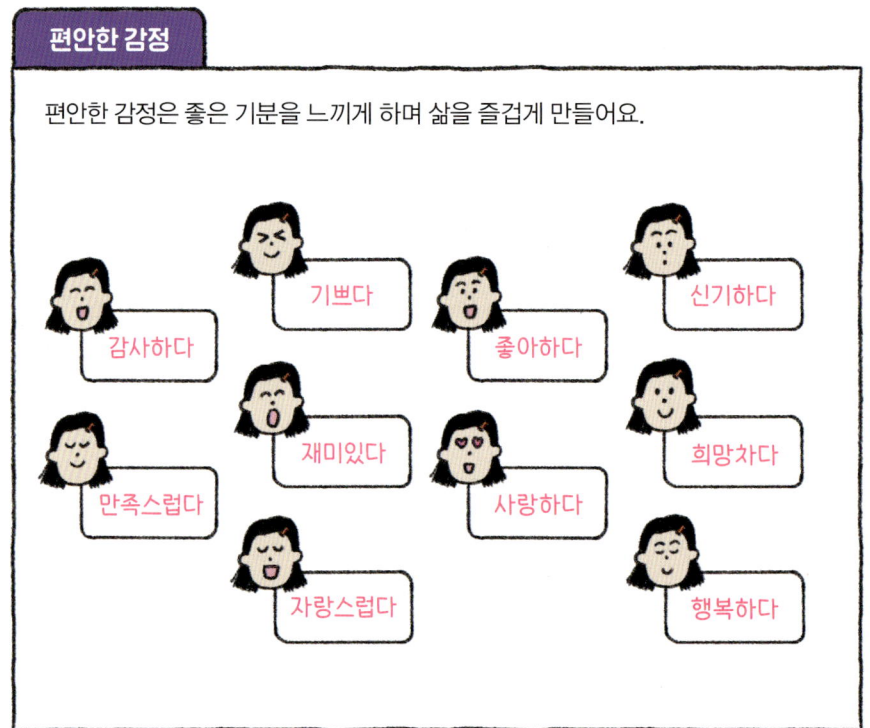

불편한 감정

불편한 감정은 기분을 불편하고 나쁘게 만들어요. 하지만 이 감정들을 겪으며 어려움을 견디는 힘이 생기면서 마음이 성장하기도 해요.

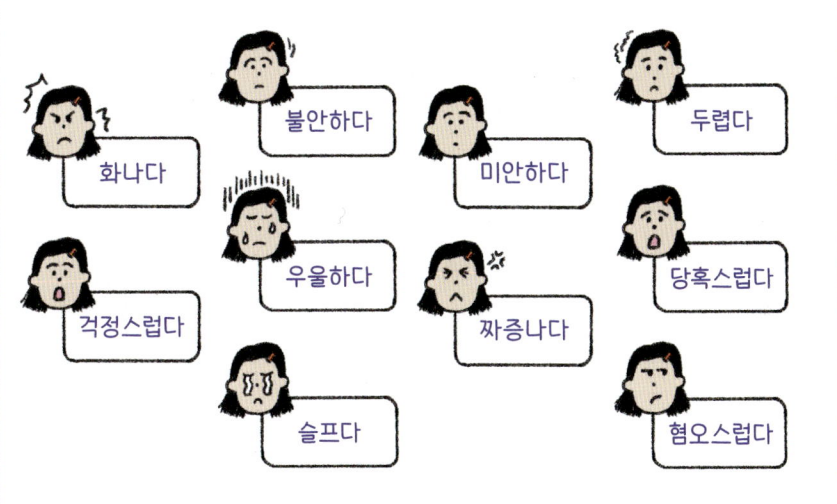

나만의 감정 단어 카드 쓰기

나만의 감정 단어 카드를 만들어 두면 내 감정이 어떤지 더 잘 알아차릴 수 있을 거예요. 요새 자주 느끼는 감정들이 무엇인지 아래 카드에 적어 봐요!

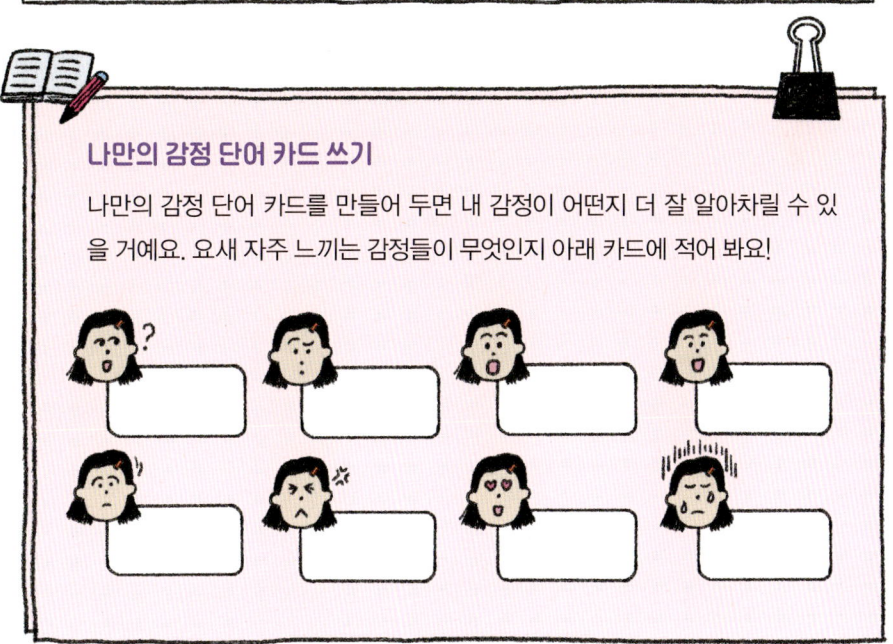

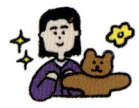

감정을 다루는 기술

감정을 알아차리는 것에서 나아가, 내 감정을 건강하게 조절하고 차분히 다스리는 방법에 대해 알아봐요.

■ 첫째, 감정을 기록해요

하루에도 수십 번씩 롤러코스터를 타듯 감정이 바뀔 때가 있어서 혼란스럽나요? 그럴 때 내 감정을 기록해 두면 마음속을 침착하게 들여다볼 수 있을 거예요.

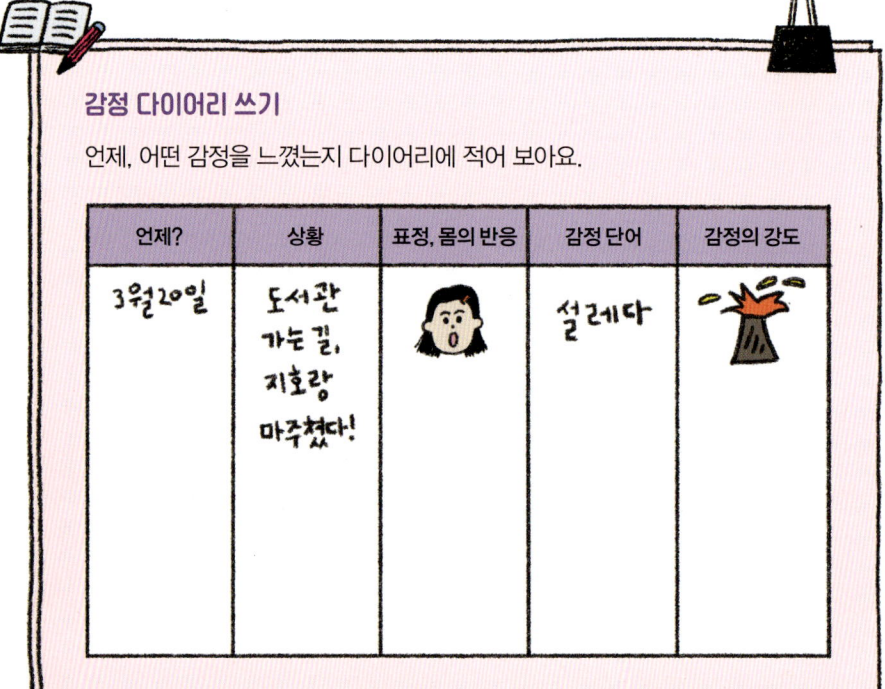

✖ 둘째, 심호흡을 해요

깊이 숨을 쉬면 근육이 이완되면서 마음 속에 있던 불안과 화가 사라져요. 숨을 천천히 들이마신 후, 잠시 멈추었다가 다시 후 내쉬어 봐요.

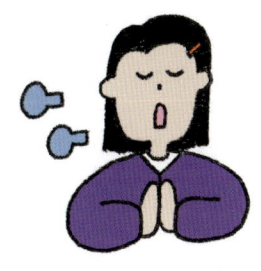

✖ 셋째, 충분하게 잠을 자요

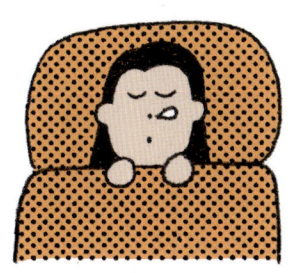

잠들기 한 시간 전에는 스마트폰을 멀리 두어요. 전자 기기에서 나오는 블루라이트는 숙면을 방해해요. 충분히 푹 잔다면 몸도 마음도 개운해져요.

✖ 넷째, 행복한 순간을 기록해요

웃고 행복했던 순간을 사진이나 일기로 기록해 봐요. 힘들 때 행복한 순간을 다시 꺼내 보면 기분 나빴던 일도 금세 잊을 거예요.

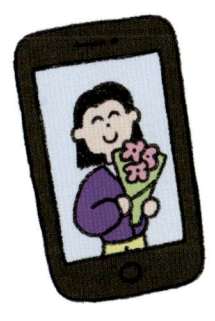

✖ 다섯째, 대화를 해요

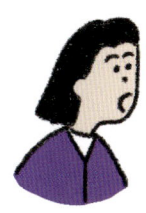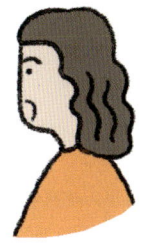

혼자서 감정을 다스리기 힘들 때는 친구나 부모님 등 믿을 수 있는 사람과 대화해 봐요. 혼자가 아니라는 사실에 마음이 놓일 거예요.

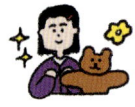

마음의 근육 기르기

친구와 사이가 멀어지고, 시험 성적이 뚝 떨어지고, 부모님과 의견 충돌이 생기는 등 주변 관계나 상황이 급격히 변하며 어려움을 겪을 수도 있어요. 이럴 때 주저앉지 않고 이겨 낼 수 있는 마음의 근육을 기르려면 어떻게 해야 할까요?

▶ 완벽하지 않아도 괜찮아요

결과가 완벽하지 않더라도 최선을 다했다면 스스로 자랑스럽게 생각해요. 만약 수학 공부를 더 잘하고 싶다면, 매일 수학 문제를 다섯 문제씩 푸는 등 구체적인 계획을 세워 보는 것이지요. 그리고 계획대로 잘 되고 있는지 틈틈이 확인하고, 제대로 실천했을 때는 꼭 스스로를 칭찬해 주세요.

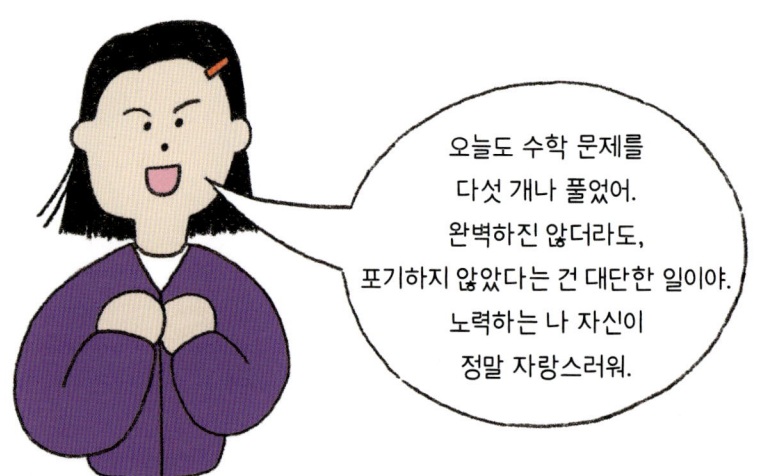

■ 스트레스 조절하기

우리는 다양한 문제로 스트레스를 받곤 해요. 스트레스 때문에 너무 힘들어지지 않기 위해선, 스트레스를 받는 원인이 무엇인지 파악해야 해요. 스스로 바꿀 수 있는 문제라면 바꾸기 위해 노력하고, 바꿀 수 없는 문제라면 어쩔 수 없다고 인정하고 넘어가는 것도 좋은 방법이지요.

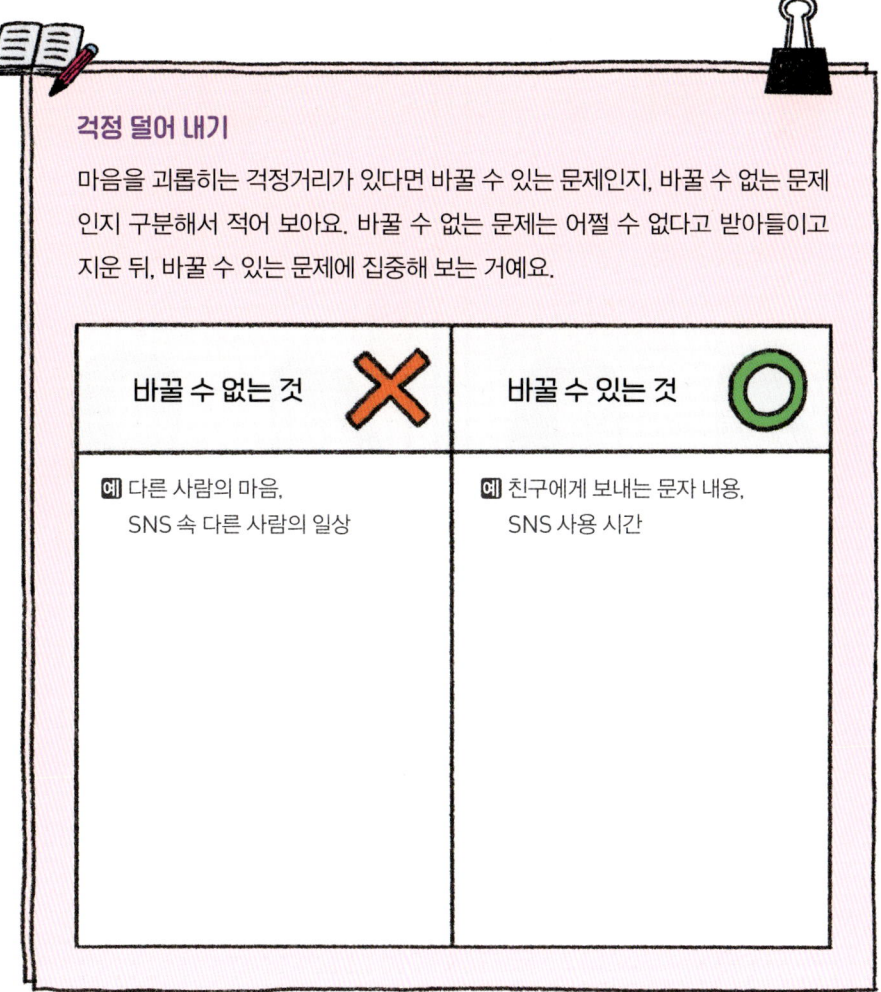

걱정 덜어 내기

마음을 괴롭히는 걱정거리가 있다면 바꿀 수 있는 문제인지, 바꿀 수 없는 문제인지 구분해서 적어 보아요. 바꿀 수 없는 문제는 어쩔 수 없다고 받아들이고 지운 뒤, 바꿀 수 있는 문제에 집중해 보는 거예요.

바꿀 수 없는 것 ✗	바꿀 수 있는 것 ○
예 다른 사람의 마음, SNS 속 다른 사람의 일상	예 친구에게 보내는 문자 내용, SNS 사용 시간

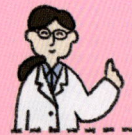

사춘기 때 우리 몸에선 다양한 변화가 나타나요. 처음 브래지어를 입게 되고, 초경을 시작하고, 피부에는 여드름이 잔뜩 날 수도 있어요. 이는 모두 몸이 건강하게 자라고 있다는 신호이기도 해요. 2장에선 몸에 어떤 변화가 생기는지 차근차근 알아봐요.

2장

몸의 변화

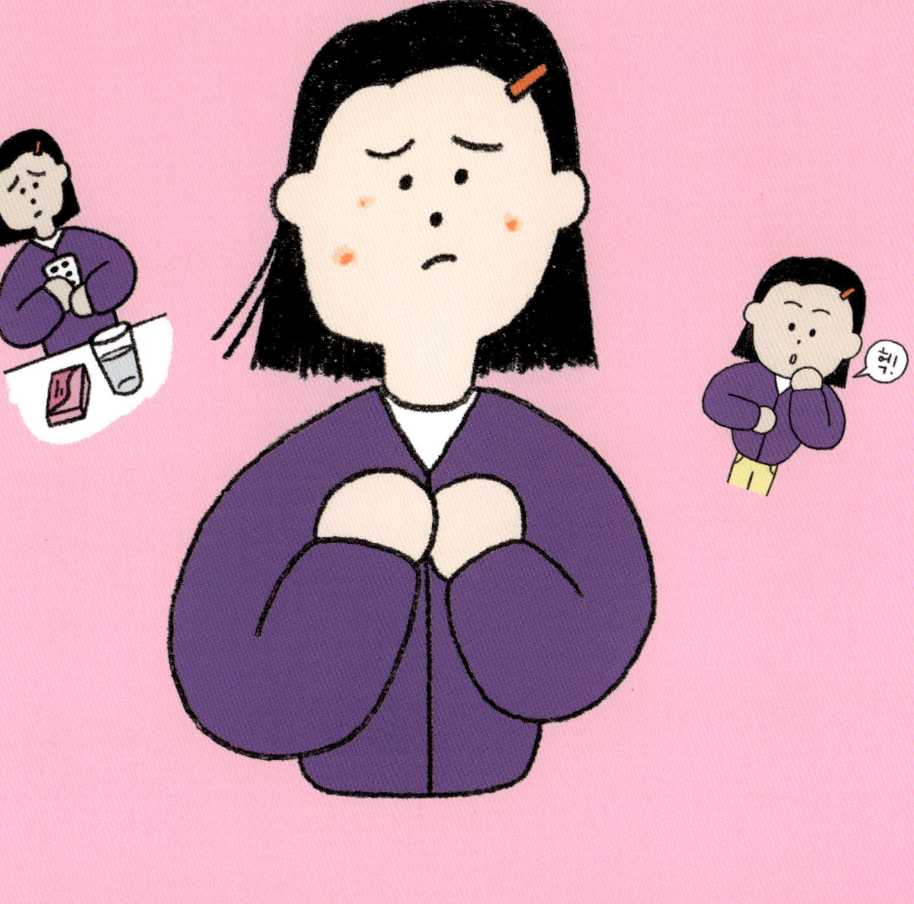

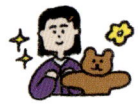

몸이 변하고 있어요!

사춘기가 되면 몸에 다양한 변화가 나타나 무척 당황스러울 수 있어요. 하지만 이 시기에 몸에 어떤 변화가 일어나는지 미리 알아 두면, 내 몸의 변화에도 충분히 대처할 수 있을 거예요.

■ 2차 성징

사춘기 때는 뇌에서 성호르몬을 분비하라고 명령을 내려요. 이때 여자는 주로 '에스트로겐'이란 호르몬이 나오고, 남자는 주로 '테스토스테론'이라는 호르몬이 나와요. 이런 성호르몬이 나오면서 여자와 남자의 몸이 뚜렷하게 달라져요. 이를 '2차 성징'이 나타난다고 해요.

사춘기 때 몸의 변화는 어느 순간 갑자기 일어나는 것이 아니예요. 오랫동안 서서히 나타나 미처 눈치채지 못할 수도 있어요. 하지만 어느새 키가 커지고 몸매가 달라지며 내 몸이 어른처럼 바뀌어 갈 거예요.

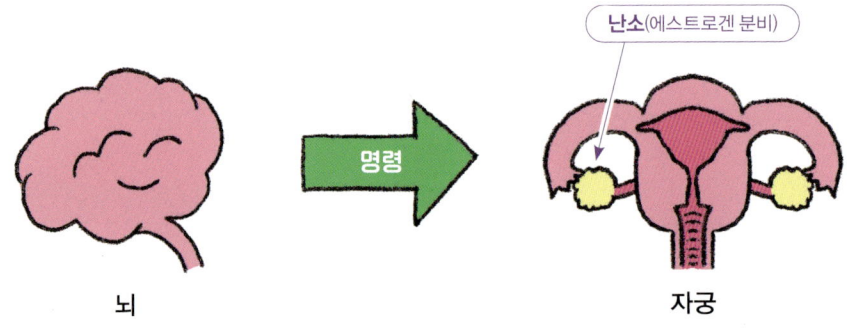

사춘기 때 여자아이의 몸에서 일어나는 변화

사춘기 때 몸에선 성호르몬이 나오기 시작하며 몸이 점점 성인 여성의 몸에 가까워질 거예요. 이때 몸에서 어떤 변화가 나타나는지 살펴볼까요?

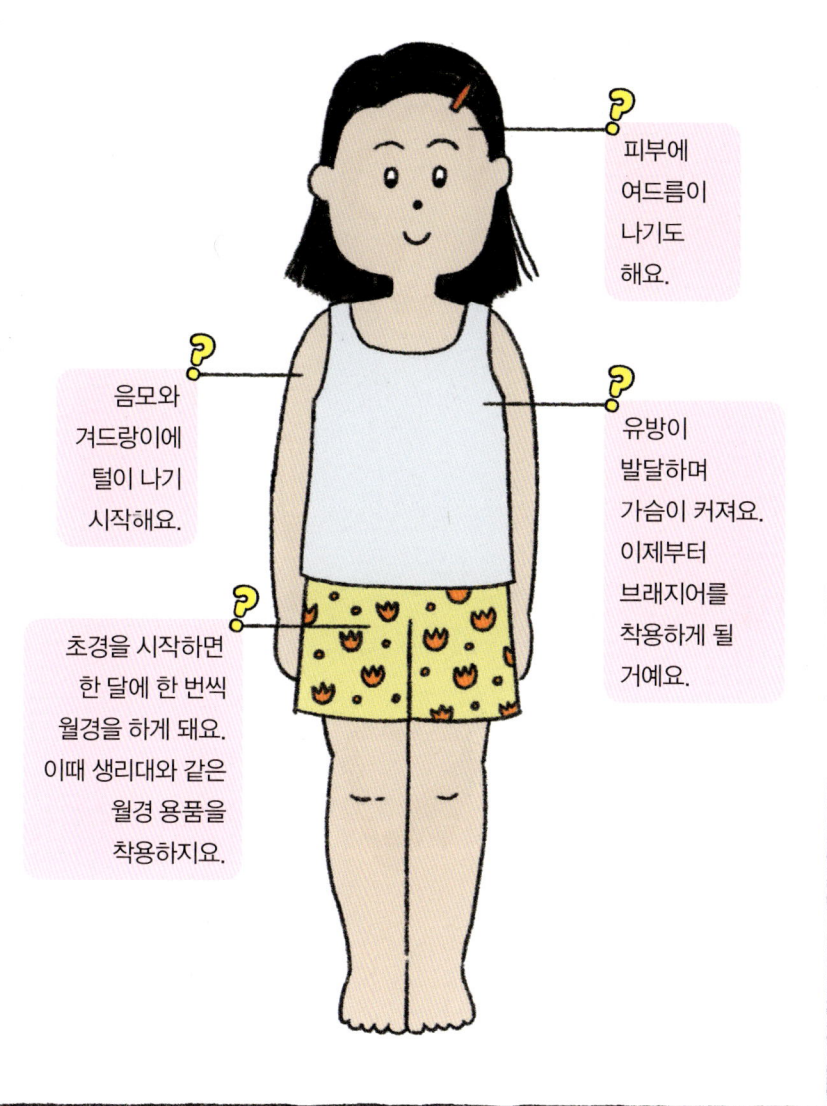

피부에 여드름이 나기도 해요.

음모와 겨드랑이에 털이 나기 시작해요.

유방이 발달하며 가슴이 커져요. 이제부터 브래지어를 착용하게 될 거예요.

초경을 시작하면 한 달에 한 번씩 월경을 하게 돼요. 이때 생리대와 같은 월경 용품을 착용하지요.

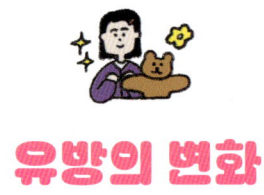

유방의 변화

사춘기의 첫 신호는 바로 '유방'이 발달한다는 거예요. 유방이 발달하면 나중에 엄마가 되었을 때 아기에게 젖을 줄 수가 있어요.

▣ 유방의 발달 과정

그렇다면 유방은 어떤 과정을 거쳐 발달할까요? 처음에는 '유두' 안쪽에 있는 젖멍울이 커져서 '유두'랑 '유륜'이 부풀어요. 그리고 유방 조직 중 우유를 만들고 분비하는 '유선'이 나무가 가지를 뻗어 나가듯이 발달해요. 유선을 보호하기 위해 지방이 쿠션처럼 채워지면서 유방은 점점 두꺼워지고, 둥글게 커지지요.

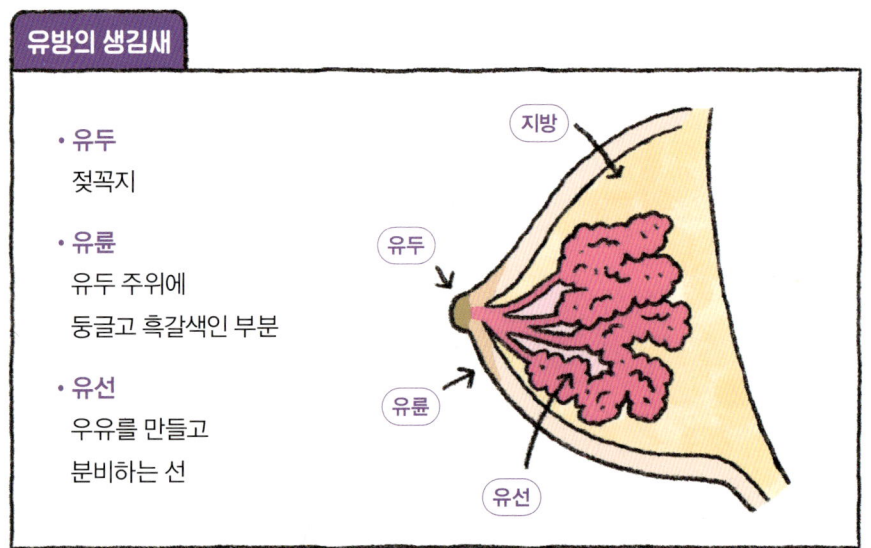

유방의 생김새

- 유두
  젖꼭지
- 유륜
  유두 주위에 둥글고 흑갈색인 부분
- 유선
  우유를 만들고 분비하는 선

■ 다양한 생김새

수많은 광고, 드라마, 영화 속에서 여성들은 꽉 조이거나 몸 선이 드러나는 옷을 입고, 유방이 큰 게 중요한 것처럼 나오고는 해요. 하지만 사람마다 생김새가 다르듯 가슴의 색깔이나 크기 등 생김새도 제각각이에요. 또 내게 맞는 모양과 크기의 유방을 완성하기까지 오랜 시간이 걸릴 수도 있어요.

자신의 유방 크기가 신경 쓰일 수도 있겠지만, 유방의 크기나 모양은 우리가 조절할 수 있는 것이 아니에요. 어떤 모양이더라도 자연스럽고 아름다워요. 유방의 크기는 브래지어 사이즈를 선택할 때 말고는 인생에서 크게 중요하지 않다는 걸 꼭 알아 두어요.

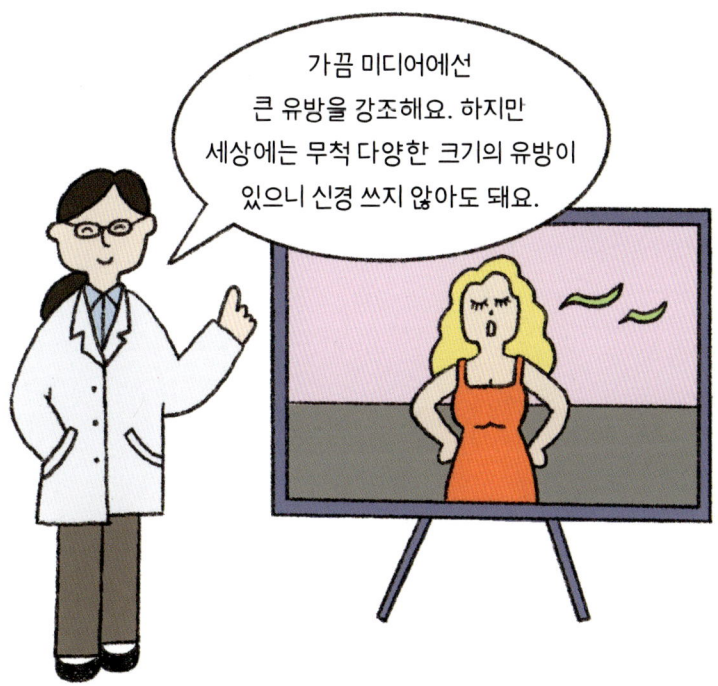

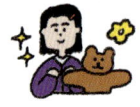

브래지어에 대한 모든 것!

◤ 브래지어는 왜 필요할까요?

사춘기가 되면 처음으로 브래지어를 입을 거예요. 유방에는 머리나 팔다리처럼 유방을 튼튼하게 보호해 줄 뼈가 없거든요. 피부가 유방을 바로 감싸고 있고, 안쪽에는 실처럼 얇고 가느다란 인대가 받쳐 주고 있지요. 자칫 충격을 받으면 이 인대가 쉽게 늘어나 유방이 아래로 처질 수도 있어요. 따라서 유방을 편하게 받치고 보호하기 위해선 브래지어를 입는 것이 좋아요.

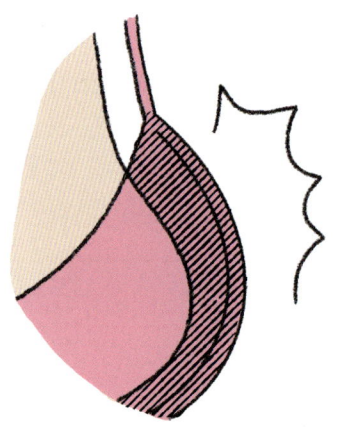

◤ 브래지어, 언제부터 입을까요?

사람마다 유방이 발달하는 속도가 다르기 때문에 브래지어를 처음 입는 나이도 정해져 있지 않아요. 다만 너무 어릴 때부터 착용하면 유방이 발달하는 데 방해될 수 있고, 너무 늦게 착용하면 줄넘기나 달리기를 할 때 가슴이 흔들려 불편할 수 있어요.

만약 유방이 커져서 옷을 입을 때 신경 쓰이거나 엎드렸을 때 불편한 느낌이 든다면 브래지어를 입는 것이 좋아요. 유방이 닿거나 부딪혔을 때 통증이 생기는 것도 브래지어를 입어야 한다는 신호예요. 브래지어를 사용할 준비가 되었을 때 언제든 부모님이나 보호자와 이야기를 나눠 봐요.

★ 브래지어의 구조

브래지어는 밴드, 컵, 그리고 끈으로 구성되어 있어요. 밴드는 유방 아래에 둘러서 유방을 지탱하고, 컵은 유방을 제 위치에 고정하는 역할을 해요. 또 브래지어 끈으로 컵과 밴드 뒷면을 연결해서 몸에서 움직이지 않도록 고정해 주지요.

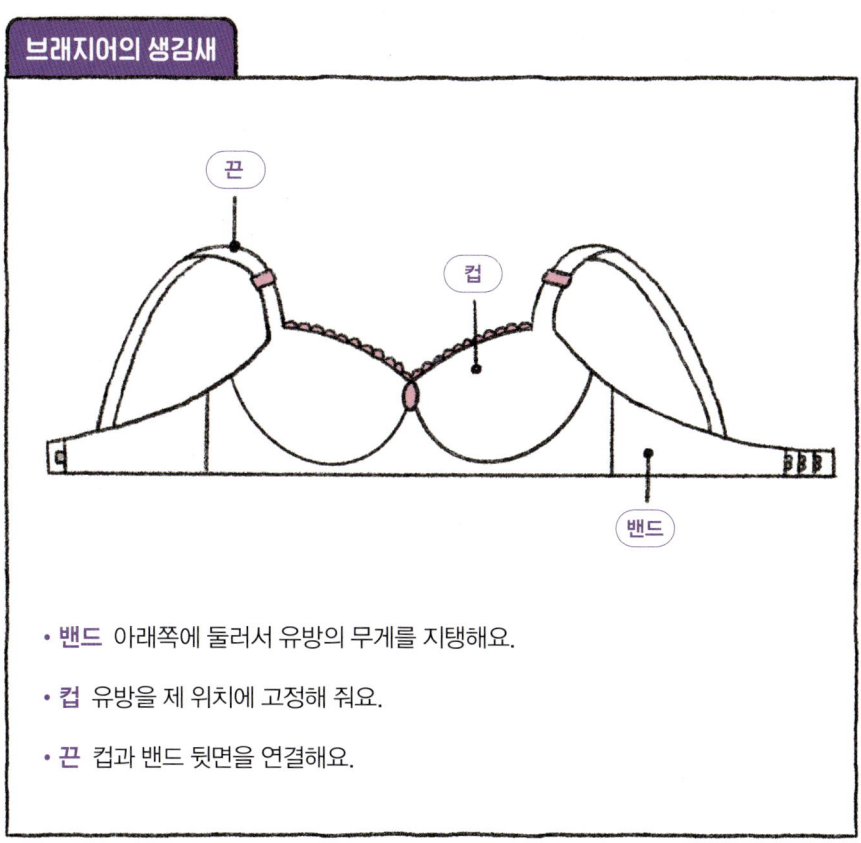

브래지어의 생김새

- **밴드** 아래쪽에 둘러서 유방의 무게를 지탱해요.
- **컵** 유방을 제 위치에 고정해 줘요.
- **끈** 컵과 밴드 뒷면을 연결해요.

✱ 브래지어 사이즈

편안한 브래지어를 잘 고르기 위해선 먼저 사이즈를 정확하게 잴 줄 알아야 해요. 브래지어 사이즈는 숫자로 된 '밴드 둘레'와 알파벳으로 된 '컵 크기'를 재면 알 수 있어요. 사춘기 때는 유방이 계속 자라기 때문에 6개월에서 1년에 한 번씩 사이즈를 측정하는 것이 좋아요.

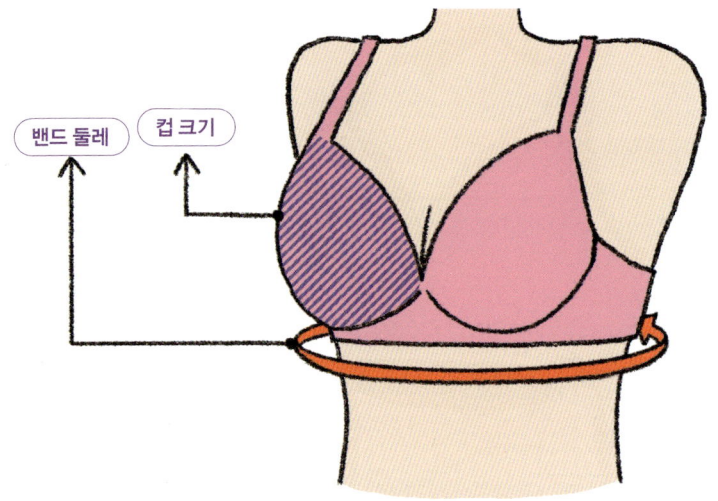

- **컵 크기** 가슴 둘레(유두를 포함해 가장 튀어나온 부위를 잰 유방 둘레)에서 밑가슴 둘레(유방 바로 아래 부분)를 뺀 차이에 따라 아래 표와 같이 분류해요.
- **밴드 둘레** 밑가슴 둘레를 잰 후, 가장 가까운 5 단위 정수를 찾아요.

컵 크기	AA	A	B	C
밑가슴 둘레와 가슴 둘레 차이	7.5cm 내외	10cm 내외	12.5cm 내외	15cm 내외

★ 브래지어 종류

브래지어는 스타일, 디자인에 따라 다양한 모양과 종류가 있어요. 그중에서 내 몸의 발달 수준에 맞는 편한 브래지어를 고르면 돼요.

❶ 트레이닝 브래지어

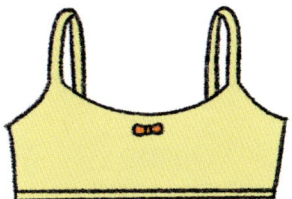

처음 젖멍울이 생기며 유방이 발달하기 시작할 때 입어요. 가슴 부분에 얇은 패드가 덧대어져 있고, 부드럽게 늘어나는 면 소재로 이뤄져 있어요.

❷ 스포츠 브래지어

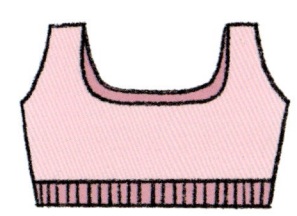

트레이닝 브래지어보다는 꽉 끼는 브래지어예요. 체육 시간이나 움직임이 큰 활동을 할 때 입으면 유방을 잘 지지해 줘서 편해요.

❸ 와이어가 없는 브래지어

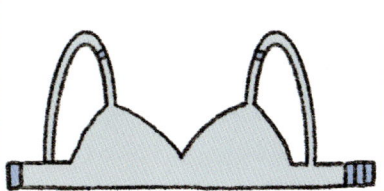

옷을 입었는데 유방이 드러나기 시작했을 때 입기 좋아요. 어른들이 사용하는 브래지어와 비슷하지만, 와이어가 없어서 몸을 덜 조이지요.

❹ 와이어가 부드러운 브래지어

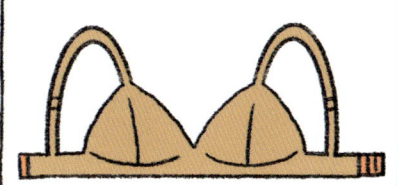

성인 여성이 입는 브래지어와 유사한데, 와이어가 그보다 부드러운 편이에요. 유방이 거의 다 컸다고 생각될 때, 가장 편하게 입기 좋아요.

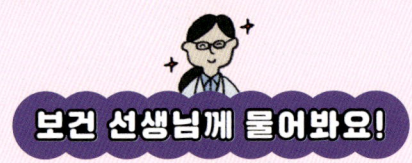

보건 선생님께 물어봐요!

• 브래지어 편 •

브래지어는 처음 입어 보는 것이라 낯설고 불편하죠? 잘 때도 입어야 하는지, 브래지어 후크는 뭐고 또 세탁은 어떻게 해야 하는지 등등…… 궁금한 점이 많을 거예요! 브래지어에 대해 알쏭달쏭한 질문들을 모아 봤으니 속 시원히 궁금증을 해결해 봐요.

잘 때도 브래지어를 입어야 하나요?

브래지어를 벗으면 브래지어로 인해 유방에 가하던 압력이 줄어서 유방 조직에 혈액 순환이 잘될 거예요. 그러니 밤에는 브래지어를 벗고 편안하게 자는 게 좋아요.

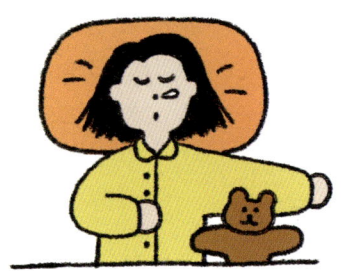

양쪽 유방 크기가 다를 땐 어떻게 하나요?

유방 크기가 큰 쪽에 맞춰서 브래지어를 착용하고, 작은 쪽에는 유방 패드를 넣으면 돼요. 그러면 유방 패드가 안쪽 유방을 받쳐 줘서 크기가 다르더라도 편안할 거예요. 유방 패드는 브래지어나 속옷 매장에서 살 수 있어요.

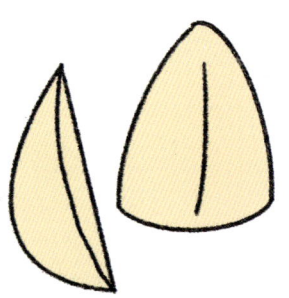

유방 패드

브래지어를 고를 때 팁이 있나요?

 후크가 3개 있다면 중간에 있는 후크를 걸었을 때 맞는 것으로 착용하면 돼요.
그럼 몸의 변화에 따라 후크를 조절하며 입을 수 있어요.
그리고 매장에서 브래지어를 사기 전에 브래지어를 입고 휙휙 움직여 봐요.
격한 활동을 했을 때도
브래지어가 제 위치에 있는지,
후크가 열리지는 않는지
확인해 보는 게 좋아요.

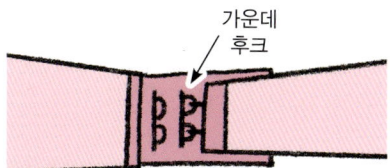
가운데 후크

 ### 브래지어는 어떻게 세탁하나요?

 브래지어는 온종일 피부에 닿아 있기 때문에
되도록 매일 찬물이나 따뜻한 물로
손빨래하는 것이 좋아요.
세탁기에 넣을 때는 후크를 걸고
세탁 망에 넣어서 돌려야
브래지어가 찢어지거나
와이어가 휘어지는 것을
방지할 수 있어요.
하나는 오늘 입고, 그동안 하나는 세탁하고,
나머지 하나는 내일 입어야 하니까
적어도 3개 이상 구비해 두면 좋아요.

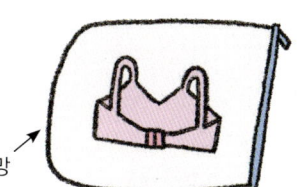
세탁 망

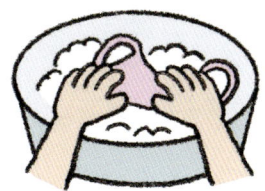

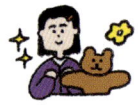

털이랑 땀이 난다고요?

사춘기가 되면 새로운 곳에 털이 자라기도 해요. 또 땀이 많아지면서 원래 몸에서 나지 않던 체취가 나기도 해요.

★ 여기에도 털이 나요?

유방이 발달하고 나면 치골 뼈 위에 '음모'라는 털과 겨드랑이에도 털이 자라기 시작해요. 음모는 질에서 나오는 분비물이 피부에 닿지 않도록 빗자루처럼 쓸어 내 질이 세균에 감염되지 않도록 깨끗하게 관리해요.

겨드랑이는 온종일 팔 안쪽에 덮여 있기 때문에 세균이 자라기 쉬워요. 이때 겨드랑이 안쪽에 털이 나면서 세균을 땀과 함께 내보내는 역할을 하지요. 사춘기 때는 새로운 곳에서 자라는 털을 어떻게 관리해야 할지 몰라 당황스러울 수 있어요.

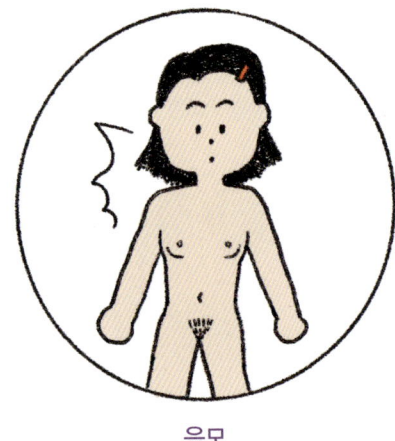

음모

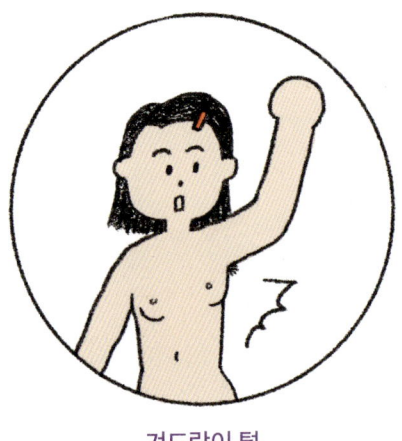

겨드랑이 털

■ 체취가 생긴다고요?

땀샘에서는 우리 몸의 체온이 높아지지 않게 땀을 내보내요. 특히 겨드랑이, 눈꺼풀, 항문 주변에는 지방이 섞인 땀을 만들어요. 이 땀이 세균과 만나면, 지방 성분이 분해되어 특유의 냄새가 날 수 있어요. 사춘기 때는 호르몬으로 인해 땀샘이 더 활발해져서 체취가 강해져요.

■ 털과 체취, 어떻게 관리할까요?

우리 몸은 곡선으로 이루어져서 면도하다 다치기 쉬워요. 또 면도 크림에는 화학 물질이 있어 피부에 자극이 될 수 있어요. 그러니 면도를 하기 전엔 부모님에게 먼저 도움을 요청하는 것이 좋아요.

냄새를 잘 관리하려면 매일 씻고, 깨끗한 옷과 양말, 속옷으로 자주 갈아입어 청결을 유지해야 해요. 어떤 친구들은 땀을 억제하는 데오도란트를 쓰기도 하는데, 제품에 있는 화학 물질이 피부에 해로울 수 있어요. 그러니 꼭 지시 사항을 잘 읽고, 사용한 후에 가렵거나 발진이 일어난다면 당장 사용을 멈추고 의사의 진료를 받아야 해요.

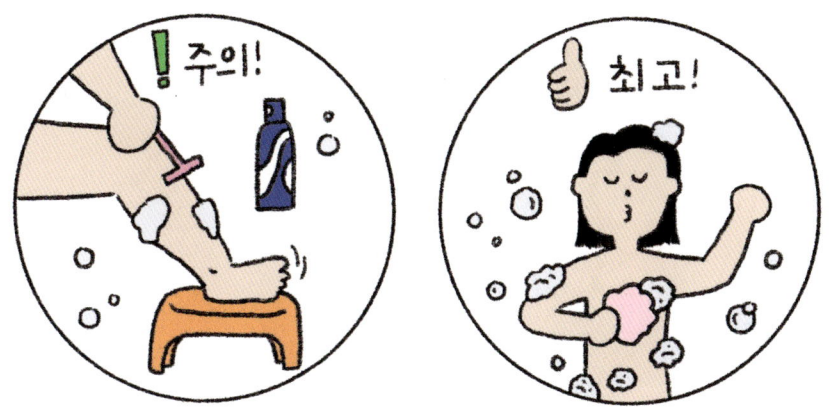

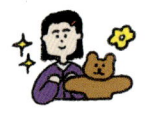

피부의 변화

사춘기 때는 피부에 빨갛게 여드름이 나기도 해요. 도대체 여드름은 왜 나고, 어떻게 관리할 수 있을까요?

▪ 볼 빨간 사춘기

피부 속 피지선에서는 '피지'라는 기름 물질을 만들어 털과 연결된 관인 '모낭'을 통해 피부 밖으로 내보내요. 피지선은 주로 얼굴, 등, 가슴 부위에 있어요.

사춘기에는 호르몬의 영향으로 피지선이 커져서 피지가 더 많이 만들어져요. 이때 기름, 각질, 그리고 털이 함께 뭉쳐서 모낭이 막힐 수 있어요. 피지가 피부 밖으로 나가지 못하고 모낭 주위에 갇히면, 염증을 일으키는 세균이 번식해 여드름이 생겨요.

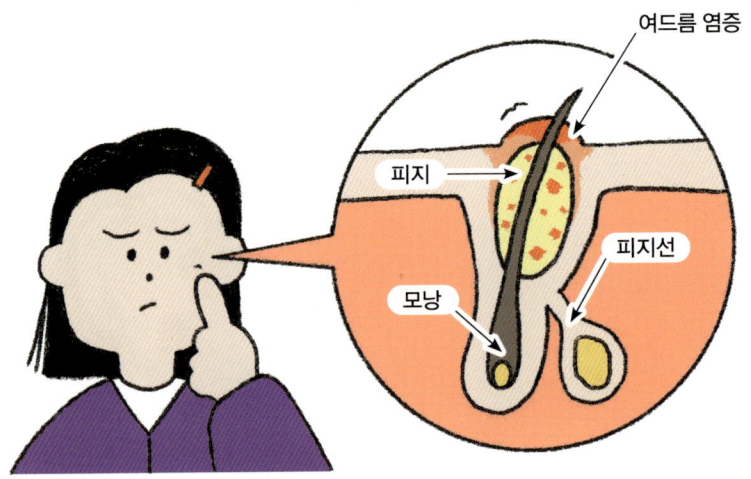

★ 여드름, 어떻게 관리할까요?

여드름은 월경 전 호르몬이 활발하게 분비되거나, 모낭을 막는 화장품을 썼을 때, 혹은 스트레스나 수면 부족 등으로 악화할 수 있어요. 그러니 아래처럼 건강한 생활 습관을 지키는 것이 가장 중요해요.

건강한 피부를 지키기 위한 체크 리스트

- 초콜릿이나 빵보다는 곡류, 채소, 해조류 등 식이 섬유가 풍부하고 혈당이 천천히 오르는 음식을 먹는 것이 좋아요. ☐
- 세수는 하루에 두 번, 세게 문지르지 않고 부드럽게 해요. 미지근한 물을 사용하여 피지를 녹인 다음 꼼꼼하게 씻는 것이 좋아요. ☐
- 야외로 나갈 땐 자외선 차단제를 꼭 바르고 집에 오면 깨끗하게 씻어 내요. ☐
- 알코올이나 강한 세제는 피부를 자극하기 때문에 사용하지 않는 것이 좋아요. ☐
- 얼굴에는 머리카락을 포함해서 가급적이면 무엇도 닿지 않는 것이 좋아요. 머리를 자주 감고, 안경이나 모자, 머리띠도 주기적으로 씻어야 해요. ☐
- 여드름을 함부로 짜면 염증이 심해질 수 있으니 손으로 절대 만지면 안 돼요. ☐

여드름이 나면 흉터가 남지 않도록 제때 치료하는 것이 중요해요. 막힌 모낭을 제거하고 피지가 피부 밖으로 잘 나오도록 도와주는 약을 의사 선생님께 처방받아 약국에서 구입할 수 있어요.

사춘기가 지나면 피부도 자연스럽게 나아지니 너무 속상해하지 말아요. 피부 건강을 오랫동안 유지하는 습관을 다지는 기회로 이용하세요.

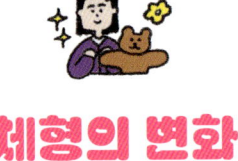

체형의 변화

사춘기에는 배와 허리에 있던 지방 조직이 유방과 엉덩이로 옮겨 가면서 몸에 굴곡이 생겨요. 통통하던 체형이 바뀌어 키와 골격, 몸집도 커지고, 얼굴 뼈나 턱이 자라면서 외모가 바뀔 수도 있지요.

■ 완벽한 몸? 마른 몸? 건강한 몸!

건강하게 크기 위해선 근육과 지방이 골고루 발달해야 해요. 그런데 지방은 무조건 해롭다고 생각해서 무리한 다이어트를 하는 경우가 많아요. 지방이 확 줄면 뼈가 약해지고, 머리카락이 손상되고, 장기의 기능도 나빠질 수 있어요. 키가 크든 작든, 둥근 몸이든, 마른 몸이든, 내 몸은 나만을 위해 특별하게 만들어진 것임을 잊지 말아요.

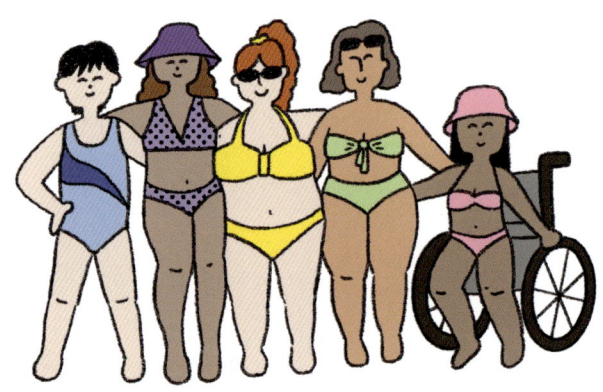

✱ SNS 속 그녀들?

'SNS 속 사람들은 어쩜 그렇게 날씬하고 아름다울까?'

이런 생각해 본 적 있나요? 온라인 세상 속 사람들은 멋진 몸매에 화려한 음식을 먹고, 호화로운 옷을 입고, 해외 여행을 다니며 완벽한 삶을 사는 것처럼 보여요. 하지만 그 사진은 보정 기술 등을 통해 왜곡해서 만든 것일 수 있어요. 보이는 게 꼭 전부가 아니란 걸 기억하고, 내 몸을 바라보는 나만의 건강한 관점을 만들어 보아요.

내 몸을 건강하게 바라보기 위한 체크 리스트

건강하게 스마트폰 사용하기
스마트폰을 과도하게 보지 말고, 사용할 때는 눈높이와 비슷하게 두고 자세를 똑바로 하는 것이 좋아요. ☐

언팔하기
깡마른 몸매를 보여 주거나, 건강에 해로운 행동을 하게 하거나, 네 자신에 대해 부정적인 느낌이 들게 하는 SNS 계정은 언팔해요. ☐

팔로우하기
나이, 성별, 생김새, 신체 크기, 능력 등에 있어 다양성을 존중하는 사람을 팔로우해요. ☐

도움 요청하기
혹시 몸 때문에 우울감을 느끼거나 식이 장애를 앓고 있다면 혼자 고민하지 말고 부모님이나 선생님께 도움을 요청해요. ☐

쉬는 시간 갖기
24시간 언제 어디서든 연결된 온라인 세상에서 잠시 멀어져 친구나 부모님과 얼굴을 보며 이야기하는 시간을 가져요. ☐

기억하기
내가 어떤 모습이든 무엇을 하든 나라서 아름답고 소중하다는 것을 기억해요. ☐

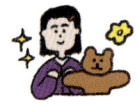

월경의 시작

어느 날 화장실에 갔는데 속옷에 피가 묻어 있어서 놀랄 수도 있어요. 하지만 이건 사춘기 때 겪는 자연스러운 변화 중 하나예요. 여자들은 한 달에 한 번 질에서 피가 나오는 현상을 경험해요.

사춘기가 되면 난소에서 매달 난자를 자궁으로 내보내기 시작해요. 이때 정자와 만나지 않은 난자는 자궁 밖으로 배출되며 피가 함께 나오는데, 이를 바로 '월경' 혹은 '생리'라고 해요.

월경을 시작했다는 건 나중에 아이를 갖고 싶을 때, 건강하게 아이를 가질 수 있도록 몸이 발달하고 있다는 신호이기도 해요.

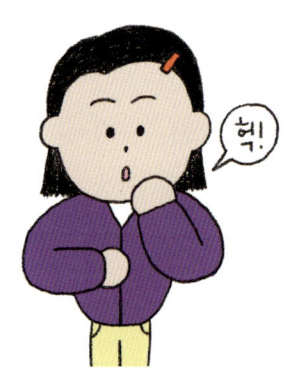

▶ 언제 시작할까요?

첫 월경인 '초경'은 보통 유방이 발달하고 약 2년 후, 혹은 음모가 나기 시작한 지 1년 뒤쯤 시작해요. 주로 12세에서 14세에 시작하는데, 사람마다 다르니 시기가 빠르거나 느리다고 걱정하지 않아도 돼요.

월경은 보통 한 달에 한 번, 5일에서 7일 동안 지속돼요. 평균적으로 49세 전후에 월경이 끝나니까 약 40년 동안 월경을 한다고 볼 수 있어요. 그렇다면 월경을 할 때 자궁에선 어떤 일이 일어날까요?

월경 과정

❶ 성호르몬이 분비되면서 난소에선 난자가 성숙하기 시작해요. 난소에선 매달 성숙한 난자를 자궁으로 내보내는데 이를 '배란'이라고 해요.

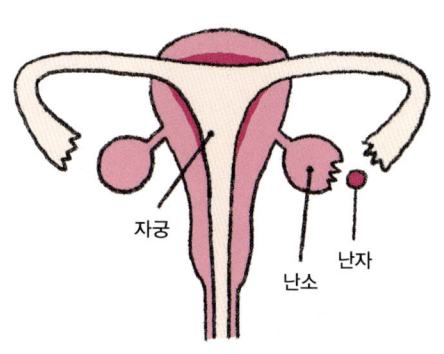

❷ 난자는 나팔관을 통해 5~7일동안 자궁으로 이동해요. 이때 정자와 만나면 수정란이 되어 자궁으로 이동해 임신이 되어요.

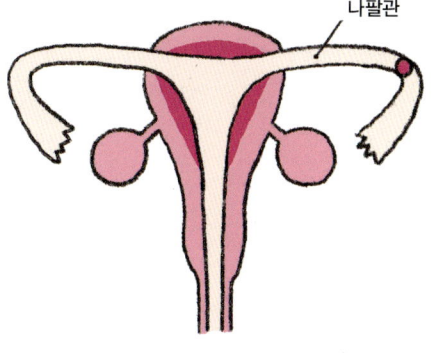

❸ 자궁 내막에선 수정란이 자궁에서 아기로 건강하게 자랄 수 있도록 영양분이 가득한 혈액과 조직을 이불처럼 두껍게 깔아요. 정자와 만나지 않은 난자는 자궁에서 부서지고, 두꺼워진 자궁 내막이 같이 벗겨지며 질을 통해 몸 밖으로 배출되어요.

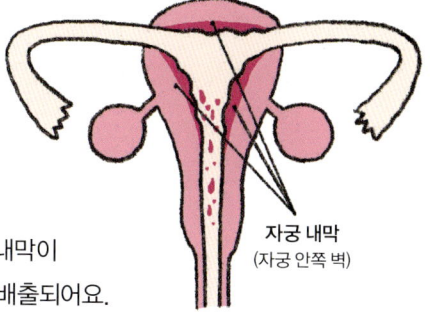

✺ 왜 한 달에 한 번일까요?

월경이 끝나면 자궁은 다음의 임신을 대비해 자궁 내막을 혈액과 조직으로 두껍게 깔기 시작해요. 자궁 내막의 벽이 허물어지고 다시 두꺼워지기까지 21일에서 45일 정도(평균 28일) 걸려요. 그래서 여성은 보통 한 달에 한 번씩 월경을 하게 돼요.

✺ 월경 주기

월경 주기가 규칙적이면 내가 다음 달에 언제 월경을 시작할지, 언제 임신이 가능한지를 예측할 수 있어요. 만약 월경 주기가 28일이라면 월경이 끝난 지 약 10일 후가 '배란일'이에요. 배란일 전후로 며칠 동안은 임신이 가능하다고 볼 수 있지요. 초경 후 몇 년간은 월경 주기가 불규칙할 수 있지만, 시간이 지나면서 점점 규칙적으로 바뀌어 나만의 주기를 알게 될 거예요.

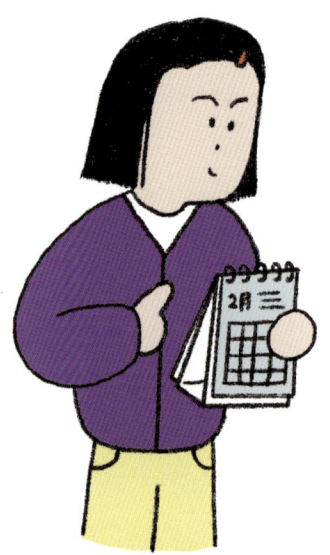
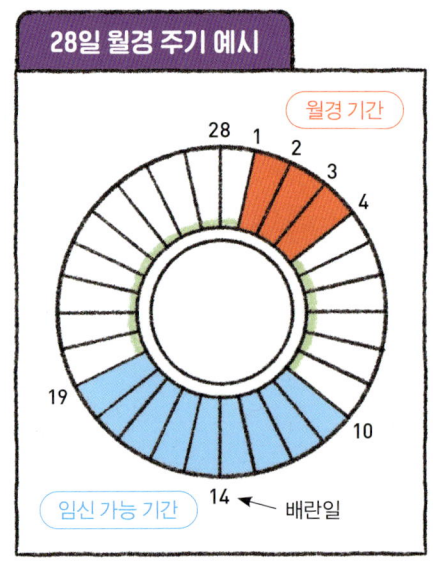

나만의 월경 역사 쓰기: 월경 주기 기록장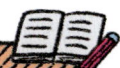

월경 주기를 기록하는 습관을 들이면 내 생식 기관의 건강을 잘 챙길 수 있어요. 월경 주기가 얼마나 규칙적인지, 통증이 얼마나 심한지, 월경량이 많은지 등을 기록해 두면 월경 용품을 준비하는 데도 도움이 되지요. 월경 주기는 달력이나 다이어리에 표시해도 되고, 월경 주기를 기록하는 모바일 앱을 활용해도 좋아요.

※ 월경 주기 기록법 예시

4월

월경량			통증 정도		
많음	중간	적음	심함	가벼움	없음

일	월	화	수	목	금	토
		1	2	3	4	5
6	7	8	9	10	11	12
13	14	15	16	17	18	19
20	21	22	23	24	25	26
27	28	29	30			

★ 월경통이란?

 월경할 때 나타나는 아픈 증상을 월경통이라고 해요. 월경통은 아프지 않은 사람도 있고, 아랫배가 살살 아픈 사람, 허리가 아픈 사람, 때로는 너무 아파서 눈물이 날 정도인 사람 등 사람마다 달라요. 만약 월경통이 자주 반복된다면, 아래에 있는 방법을 시도해 보는 것이 좋아요.

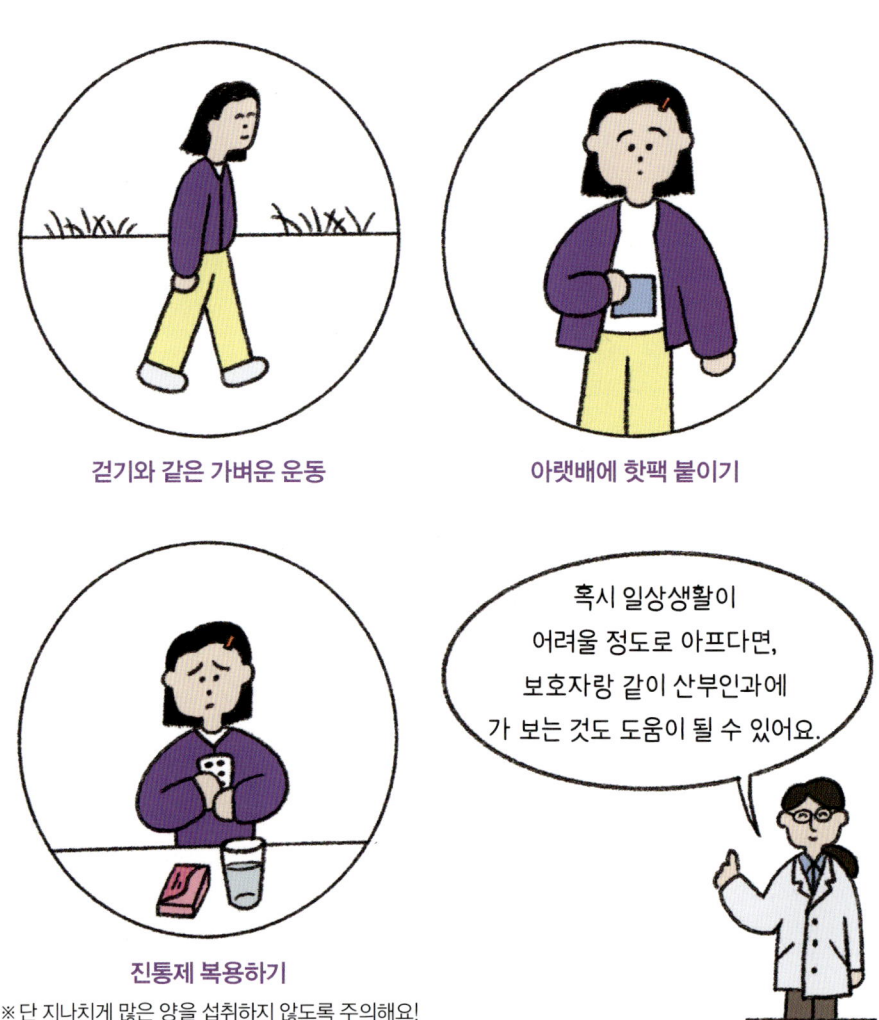

걷기와 같은 가벼운 운동

아랫배에 핫팩 붙이기

진통제 복용하기
※ 단 지나치게 많은 양을 섭취하지 않도록 주의해요!

혹시 일상생활이 어려울 정도로 아프다면, 보호자랑 같이 산부인과에 가 보는 것도 도움이 될 수 있어요.

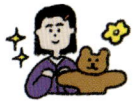

월경 용품에 대한 모든 것!

세상에는 다양한 월경 용품이 있어요. 대표적으로 생리대, 탐폰, 생리 팬티가 있어요. 몸 상태에 따라 다른 월경 용품을 사용하거나, 환경을 생각해서 재사용이 가능한 용품을 사용할 수도 있어요. 천천히 시간을 두고 여러 월경 용품을 시도해 보며 내게 가장 편안하고 안전한 용품을 찾아보아요.

일회용 생리대
팬티에 부착해서 일회용으로 간편하게 쓰고 버릴 수 있어요. 일반적으로 가장 많이 쓰는 월경 용품이에요.

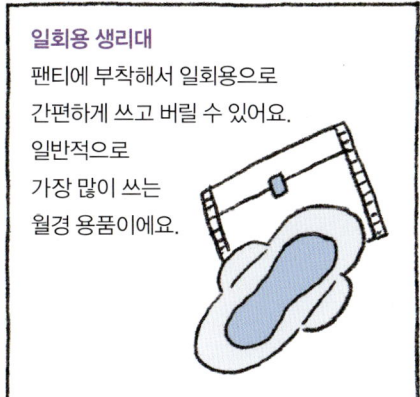

면 생리대
일회용 생리대랑 형태는 비슷하지만, 빨아서 재사용할 수 있어요.

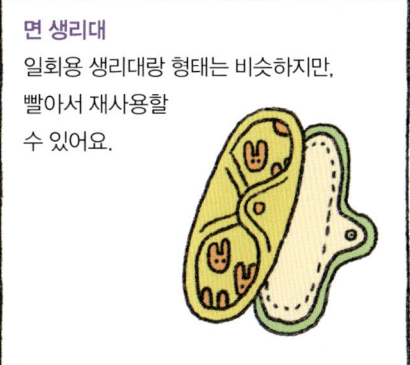

탐폰
월경혈이 밖으로 흘러나오지 않도록 질 안에 넣는 흡수형 튜브예요.

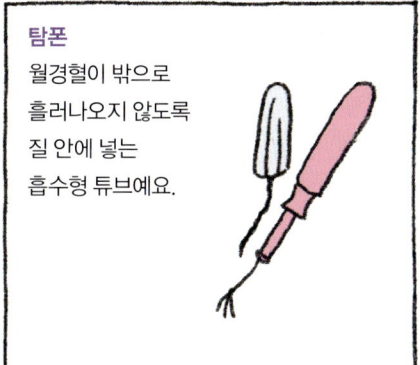

생리 팬티
생리혈을 흡수하는 재질로 이루어진 팬티예요. 아직 생리대가 익숙하지 않은 초경 때 쓰기 좋아요.

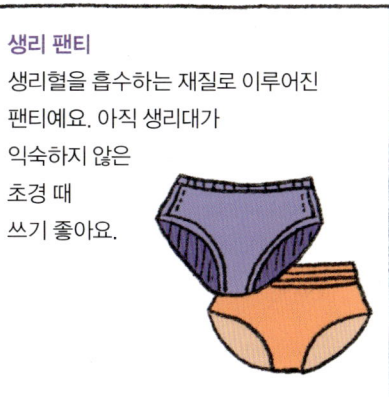

■ #생리대 #패드

생리대는 혈액을 흡수하는 흡수체가 포함된 월경 용품이에요. 생리대를 팬티에 붙이면 질에서 나오는 월경혈이 생리대의 흡수체에 흡수되지요. 생리대는 크기에 따라 소형, 중형, 대형으로 나뉘고, 두께, 길이, 흡수력, 모양도 종류도 다양해요. 날개가 있는 제품과 없는 제품도 있고, 자는 동안 월경혈이 흘러나오지 않도록 팬티 끝까지 덮는 오버나이트 생리대도 있어요.

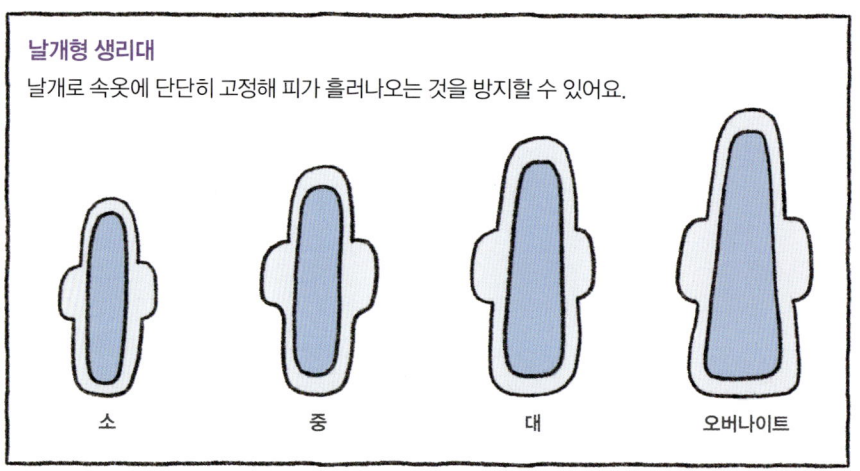

날개형 생리대
날개로 속옷에 단단히 고정해 피가 흘러나오는 것을 방지할 수 있어요.

소 / 중 / 대 / 오버나이트

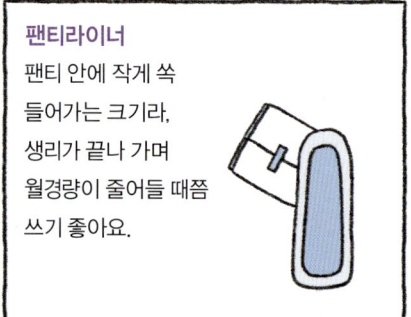

팬티라이너
팬티 안에 작게 쏙 들어가는 크기라, 생리가 끝나 가며 월경량이 줄어들 때쯤 쓰기 좋아요.

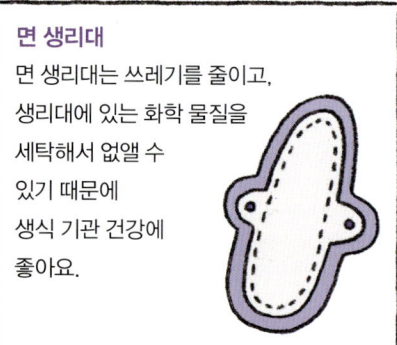

면 생리대
면 생리대는 쓰레기를 줄이고, 생리대에 있는 화학 물질을 세탁해서 없앨 수 있기 때문에 생식 기관 건강에 좋아요.

일회용 생리대 사용법

❶

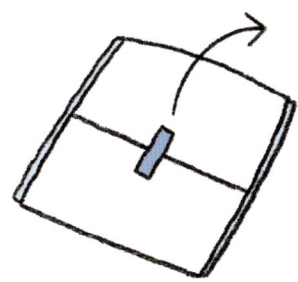

생리대의 겉포장을 벗기고 새 생리대의 뒷면 테이프를 떼어 내요.

❷

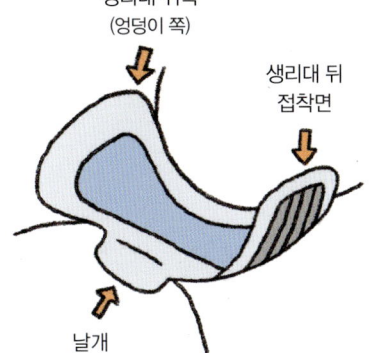

생리대 뒤쪽 (엉덩이 쪽)
생리대 뒤 접착면
날개

생리대를 속옷 안쪽 가운데에 붙이고, 날개는 접어서 속옷 바깥쪽에 붙여요.

❸

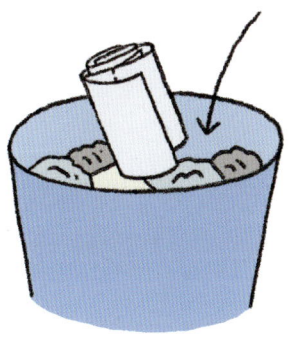

이미 사용한 생리대는 떼서 휴지에 잘 싸고 쓰레기통에 버려요(막힐 수 있으니 변기에는 절대 버리면 안 돼요).

❹

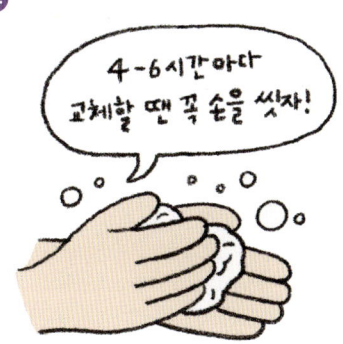

4~6시간마다 교체할 땐 꼭 손을 씻자!

혈액이 묻은 생리대는 세균이 감염될 수 있으니, 4~6시간마다 새로 교체하고, 교체하기 전후로 꼭 손을 씻어요.

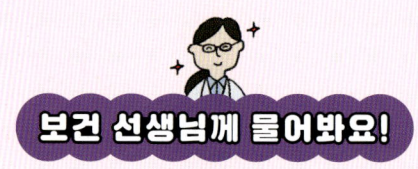

· 월경 편 ·

여자아이 몸에서 가장 큰 변화 중 하나인 첫 월경은 때때로 많이 당황스러울 수 있어요. 첫 월경에 대해 궁금한 점들을 하나씩 알아보면, 내 몸의 변화를 더 잘 이해하고 자연스럽게 받아들일 수 있을 거예요.

 ### 월경혈이 새어 나오면 어떡하죠?

 월경할 때 속옷은 물론 겉옷이나 침대 시트에 월경혈이 샐 수 있으니 월경량에 맞게 월경 용품을 골라 쓰는 것이 좋아요. 만일 속옷이나 침대 시트에 월경혈이 묻었다면 차가운 물과 세탁 세제로 빨거나 과산화 수소를 이용해서 얼룩을 제거할 수 있어요.

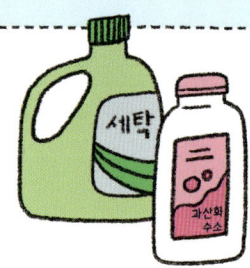

 ### 월경혈 색은 어떤가요?

 초경은 분비물이 갈색에 가까워서 처음에는 똥이 묻었다고 생각할 수 있어요. 그 이후 월경은 일반적인 피의 색과 가까워지지만, 보통 다쳤을 때 살에서 흐르는 피와는 달라요. 피 말고도 자궁 내막 벽을 형성하던 조직 같은 것이 함께 나오기 때문이에요.

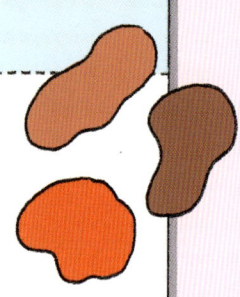

 ### 집이 아닌 학교에서 월경을 시작하면 어떡하죠?

 학교 보건실이나 여자 선생님들께 도움을 요청해요. 보건실에는 필요한 월경 용품을 다 갖추고 있기 때문에, 언제든 찾아가도 돼요.

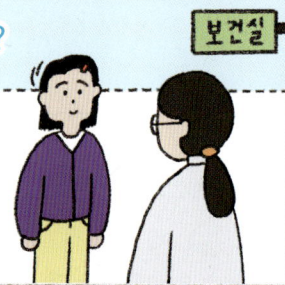

월경할 때 얼마나 많은 피가 나오나요?

 보통 3~7일 동안 티스푼 2개 정도 되는 양이 나와요. 다만 다른 분비물이 함께 나오기 때문에 피의 양이 훨씬 많아 보일 수 있어요. 월경하는 기간에도 양은 매일 달라지지요. 대부분 월경 시작 후 첫 이틀은 월경량이 많고, 그 후로 양이 줄어들어요.

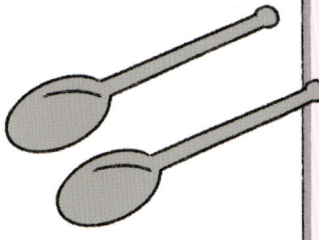

 ### 월경은 쑥스러운 일인가요?

 문화에 따라 월경은 쑥스럽거나 창피하고, 더러우니 숨겨야 한다고 여겨지기도 해요. 하지만 월경은 여성으로서 경험하는 평범하고 자연스러운 현상이니 누구든 당당하게 월경을 할 권리가 있어요.
여성은 안전하고 적절한 월경 용품과 위생 시설을 제한 없이 사용할 수 있어야 해요. 월경 기간에도 학교생활과 사회생활에서 차별받지 말아야 하지요.
초경을 시작했다고 해서 여성들이 결혼이나 성행위를 할 준비가 되었다는 뜻은 아니니, 아동 결혼이나 성폭력을 포함한 수많은 폭력으로부터 보호받아야 해요.
아직도 지구상에는 월경에 대한 기본적인 권리를 누리지 못하는 여성이 많아요. 심지어 우리 주변에도 있을 거예요. 모든 여성이 월경할 권리를 누릴 수 있도록 함께 힘써 보아요.

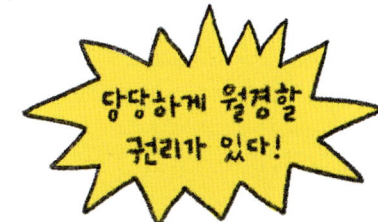

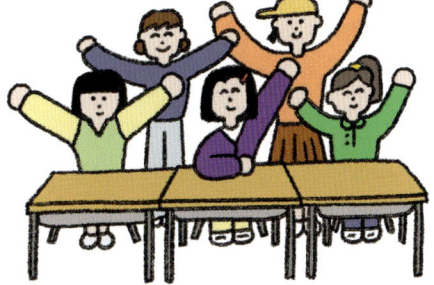

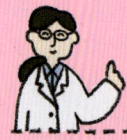

사춘기부터는 주변 사람들과의 관계도 급격히 바뀌어요. 직접 결정하고 싶은 것들이 늘어나면서 부모님과 의견이 다를 때도 있고, 이전보다 친구나 이성친구가 삶에서 더 큰 비중을 차지하게 될 거예요. 이런 변화에는 어떻게 적응할지 3장에서 살펴보아요.

3장 관계의 변화

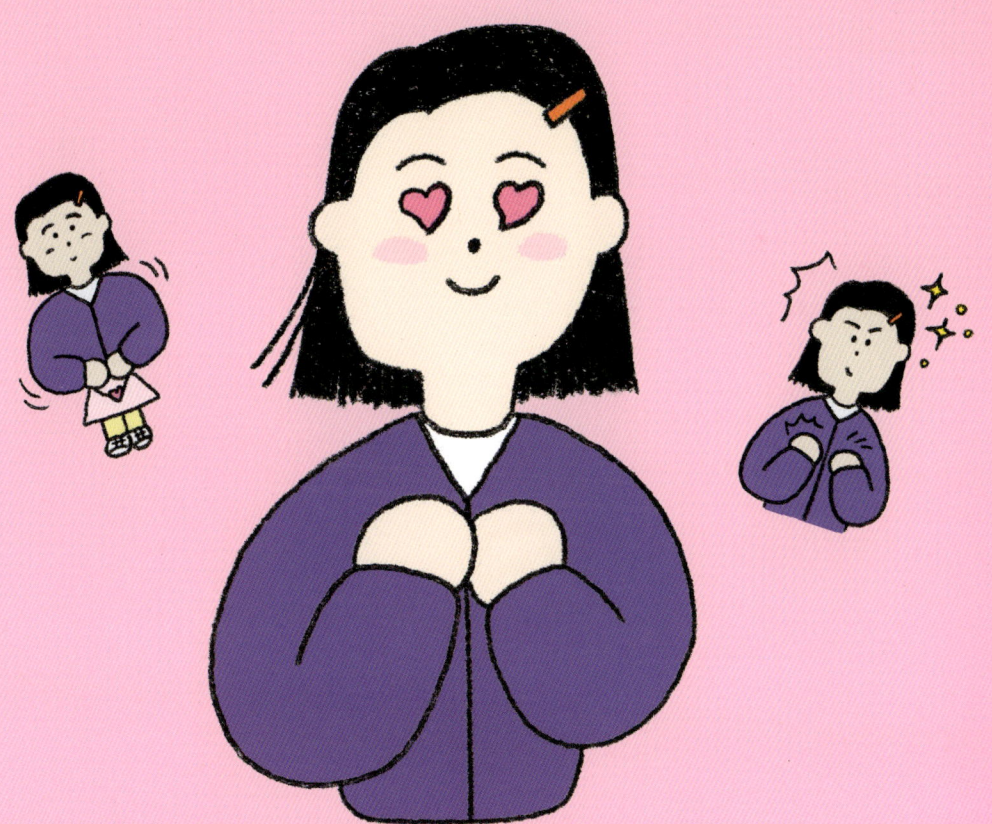

나와 세상의 연결 고리

우리 사회 구성원들은 보이지 않는 선으로 서로 연결되어 있어요. 잔잔한 호수에 던진 작은 돌 하나가 호수 전체에 원 모양의 물결을 퍼트리는 것처럼, 내 행동과 생각들도 물결을 일으키지요.

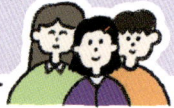

공동체

나를 둘러싼 사람들과 내가 속한 집단을 공동체라 해요. 그중 가장 중요한 공동체는 '가족'이에요. 가족 안에서 우린 보호와 사랑을 받고 성장하며, 사회에서 어떻게 행동해야 하는지 기본적인 규칙을 배우지요.

그 밖에도 학교나 학원에서 만나는 친구나 선생님들, 같은 아파트에 사는 이웃, 자주 가는 편의점 점원, 그리고 온라인 게임 속 친구처럼 다양한 사람과 관계를 맺으면서 살아가요.

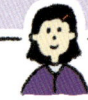

나

연결 고리의 중심에는 내가 있어요. 사회에서 상대와 경계를 지키며 살아가려면 먼저 나 자신에 대해 알아야 해요. 스스로 어떤 사람인지, 상대가 어떤 행동을 했을 때 기분은 어떠한지, 무엇이 옳고 그른지에 대한 나만의 기준이 있어야 경계선을 설정할 수 있어요.

그 물결은 나와 연결된 가족과 친구뿐 아니라 이 지구 전체에도 영향을 주어요. 반대로 누군가가 일으킨 물결이 나에게 영향을 주기도 해요. 그렇다면 세상과 내가 어떻게 연결되어 있는지, 그 연결 고리를 하나씩 살펴볼까요?

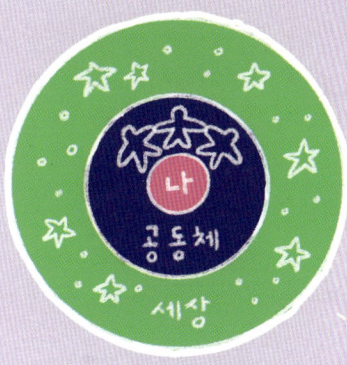

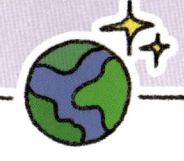

세상

우리는 '세상'과 긴밀히 연결되어 있어요. 이젠 스마트폰 하나로 자신의 방 안에서 전 세계 누군가와 언제 어디서든 쉽게 연결될 수 있지요. 그만큼 세계의 고리가 예전보다 크고 넓어졌지요.

따라서 내가 무심코 버린 쓰레기가 환경을 오염시키고, 다시 나의 생활에 영향을 줄 수 있어요. 온라인에 재미로 남긴 댓글이 누군가에게 큰 상처를 주고, 그 댓글이 언젠가 나를 평가하는 증거가 될 수도 있지요.

안전하고 행복하게 살려면 세상과 내가 연결되어 있다는 것을 이해하고, 올바른 경계선을 정해서 지키는 것이 중요해요.

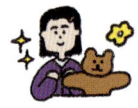

관계를 지키는 첫걸음, 경계

'경계'를 설정하는 것은 건강한 관계를 맺기 위한 첫걸음이에요. 나와 다른 사람 사이에는 서로 존중해야 할 영역이 있어요. 그 영역을 구분하는 선이 바로 경계예요.

★ 경계선 설정하기

경계선을 설정한다는 건 내가 불편한 상황에 대한 기준을 정하는 일이에요. 상대가 나에게 신체적으로나 심리적으로 불편한 행동을 했을 때, 그건 허용할 수 없는 행동이라고 분명하게 내 의사를 표현하는 것이지요.

내가 허용할 수 없는 행동을 상대가 했을 때는 꼭 명확하게 표현하여 내가 생각하는 경계를 알려야 해요. 마찬가지로 다른 사람이 나에게 경계를 표현할 때도 그걸 이해하고 존중할 수 있어야 해요.

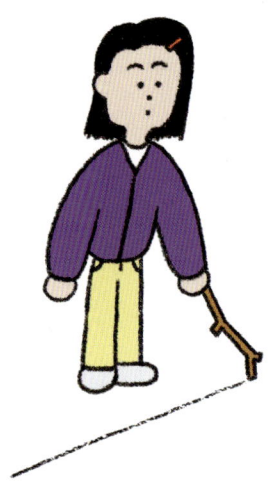

경계선은 사람에 따라 달라질 수 있어요. 나와 가까운 사람일수록 허용하는 행동의 범위가 더 넓어질 수 있거든요. 서로의 경계를 존중하는 것은 인간의 권리와 존엄을 지키는 첫걸음이에요.

상황에 따라 대처하기

누군가 나를 불편하게 하는 상황이나 행동에 대해선 분명하게 경계선을 그어야 해요. 예를 들어 어떤 상황에서 경계를 표현해야 하는지 아래에 함께 살펴보아요.

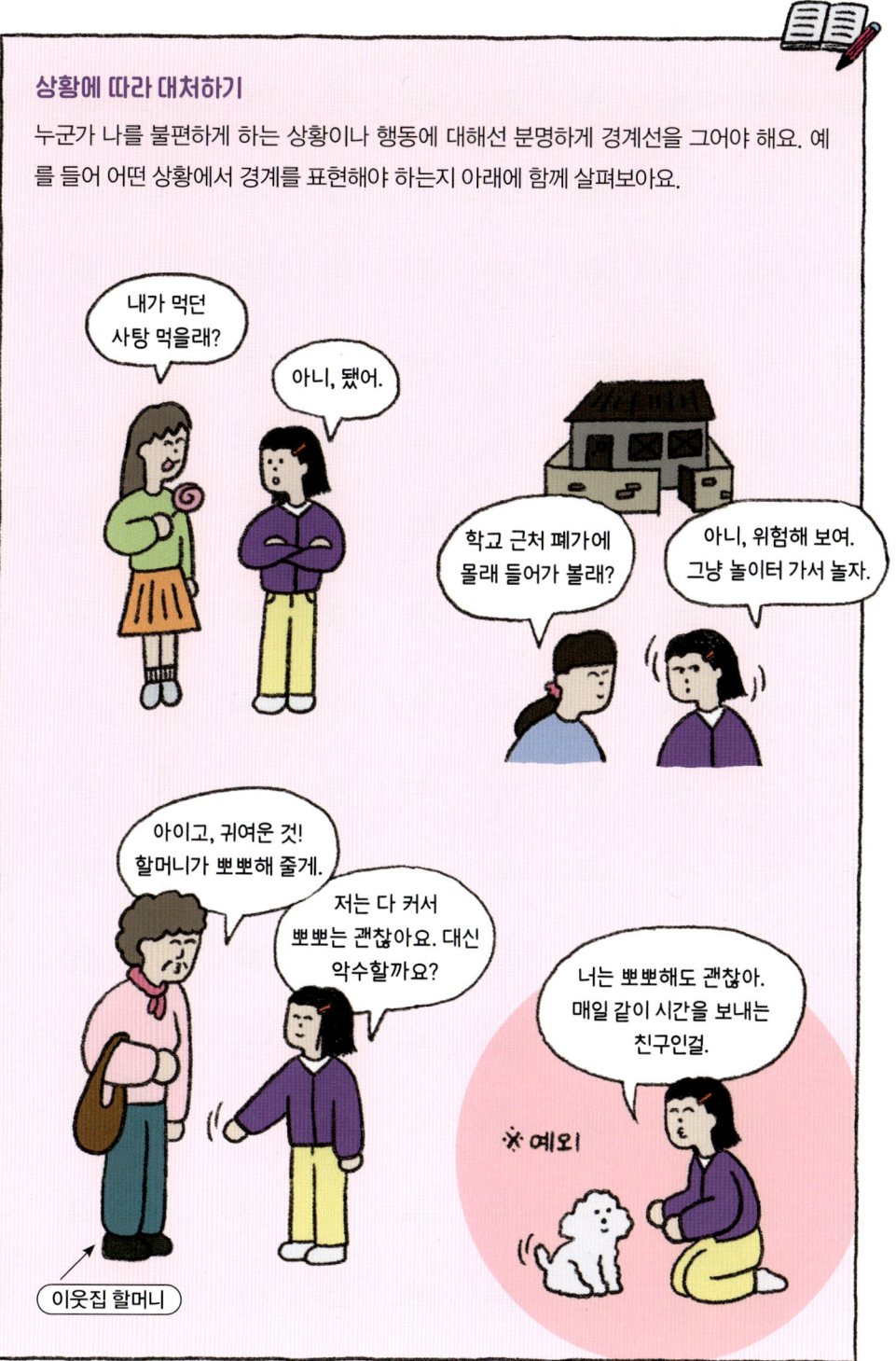

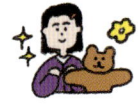

거절도 기술이 필요해요

누군가에게 들어주기 힘든 부탁을 받았는데 친구를 잃기 싫거나 남에게 잘 보이고 싶다는 이유로 거절하지 못할 때가 많지요. 하지만 관계를 지키기 위해선 거절할 줄도 알아야 해요.

◆ 거절이 필요할 때

내가 원하지 않거나 내게 해로운 일을 강요받았을 때는, 내 의사를 정확하게 표현하고 거절하는 것이 중요해요. 거절이 꼭 상대에게 상처를 주고 관계를 어렵게 만드는 일은 아니에요. 상대가 싫다고 표현하는 것이 아니라 상대의 부탁을 받아들이지 않겠다고 표현하는 거니까요. 하고 싶지 않은 일을 거절할 결정권은 바로 내게 있어요.

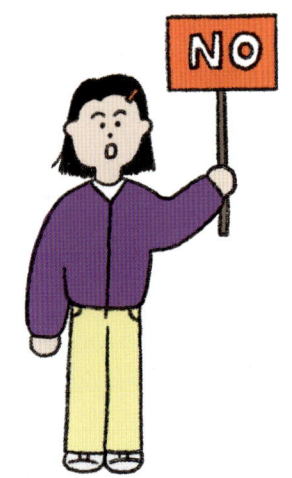

◆ 거절하는 법

뭔가 부탁을 받았을 때는 먼저 내 감정과 생각, 그리고 나를 둘러싼 상황이 어떤지 살펴보아요. 들어주기 힘든 부탁이라 판단되면 상대에게 정중하지만 분명하게 거절 의사를 밝히면 돼요. 거절할 때는 상대방의 기분을 상하게 하지 않으면서도, 내 뜻을 밝히는 기술이 필요해요.

거절의 기술

1단계
먼저 거절하는 이유를 설명해요.
이유를 말해 주지 않고
거절 의사만 전달한다면
오해가 생길 수 있거든요.

> 주말에 같이 시험 공부하는 건 어려울 것 같아. 나는 혼자서 공부할 때 더 집중이 잘 되거든.

2단계
상대의 부탁을 들어주지 못하는 것에 대한
미안함을 표현해요. 보통 상대는 내게
신뢰와 호감을 느껴서 부탁하는
경우가 많거든요. 그러니 상대에게
정중하게 예의를 갖춰서 거절하는 거예요.

> 같이 하자고 물어봐 줬는데 거절해서 미안해.

3단계
대안을 제시해요. 상대의 부탁을
부분적으로 들어줄 수 있거나
다른 대안이 있다면
이야기하면 돼요.

> 대신 공부하다 모르는 게 있으면 연락 줘. 같이 해결해 보자.

 마찬가지로 내가 거절당했을 때도 너무 신경 쓰지 않는 것이 좋아요. 상대가 나를 싫어하거나 내가 중요하지 않다는 의미가 아니니까요. 거절당하는 것은 마음이 아픈 일이지만 우리 삶에서 완전히 피할 수는 없어요. 거절은 나와 다른 사람 사이의 경계를 세우고, 내 삶의 주도권을 지키는 데 꼭 필요한 기술이에요.

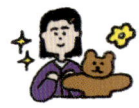

의사소통의 첫걸음, '나 메시지'!

사람들은 모두 생각이 다르기 때문에 서로 다른 의견이 부딪혀 갈등이 생기곤 해요. 이때 부정적인 감정을 그대로 분출하기보다, 서로에게 안전하고 건강한 방식으로 소통하고 풀어 나가는 것이 중요해요.

■ '나 메시지'란?

누군가의 말과 행동으로 상처받거나 화난 적이 있나요? 그럴 때는 내 감정을 상대에게 정중하게 이야기하는 것이 중요해요. 건강한 의사소통을 하는 대표적인 방법으로 '나 메시지'가 있어요.

'나 메시지'란 주어를 '나'로 해서, 내 감정을 표현하는 거예요. 그러면 상대에게 내 감정에 대한 책임감을 떠넘기지 않으면서, 마음을 정확하고 분명하게 전할 수 있지요.

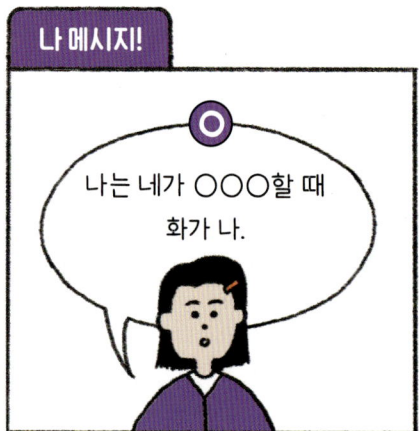
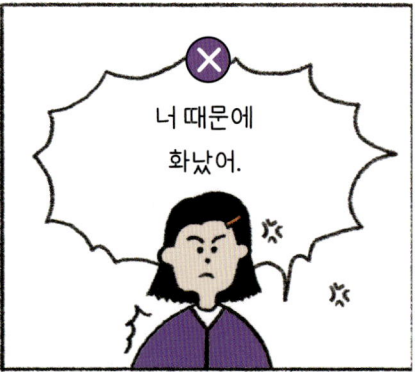

나 메시지 사용법

1단계
기자가 상황을 관찰하여 기록하듯, 상대에 대한 비난 없이 무슨 일이 있었는지 사실을 있는 그대로 이야기해요.

> 점심시간에 도서관 앞에서 만나기로 약속했는데, 네가 오지 않았어.

2단계
그때 내가 어떤 느낌이 들었는지 알아차리고, 그 감정에 이름을 붙여서 상대에게 밝혀요.
※ 14, 15쪽의 감정 단어 목록을 참고해요.

> 네가 오지 않아서, 나는 외로웠어.

3단계
내가 무엇을 원하는지 분명히 알고 상대에게 요청해요. 상대와 내가 원하는 것 사이에서 균형을 이루면 문제를 잘 해결할 수 있어요.

> 나는 네가 나와 한 약속을 지키지 못할 것 같을 때, 미리 나에게 이야기해 주면 좋겠어.

'나 메시지'는 친구와 싸우고, 잘 풀리지 않아 계속 마음이 불편할 때 쓰는 것이 좋아요. 그리고 '나 메시지'로 친구에게 능숙하게 이야기했다고 해서, 상대방도 똑같을 거라고 기대하지 않는 것이 좋아요. 친구에게 시간이 더 필요할 수도 있고, 때로는 '나 메시지' 외에 더 많은 시간과 노력이 필요하기도 하니까요. '나 메시지'는 갈등을 풀기 위해 내가 시도할 수 있는 첫걸음이에요.

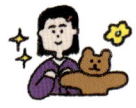

감사함을 표현하는 법

누군가가 나에게 베풀어 준 것이나 내가 누리는 것에 감사하는 마음을 느끼고 표현하면 자존감도 높아지고 더 큰 행복을 느낄 수 있대요. 그러니 늘 감사하는 마음을 갖고 표현하는 습관을 지니면 좋아요.

▶ 남에게 감사함을 표현하기

소중한 사람에게 말이나 편지, 댓글로 감사한 마음을 표현해 보아요. 부끄러워하거나 과장할 필요 없어요. 나만의 방식으로 그 사람에게 느낀 마음을 솔직하게 말하면 돼요.

감사의 편지
자, 지금 생각나는 그 사람에게 감사의 메시지를 써 보세요.

_____

_____

_____

_____

_____

▮ 내가 가진 것에 감사해하기

일상생활 속 작은 것에도 귀 기울이고, 내게 산소처럼 당연해서 고마움을 몰랐던 것들을 눈여겨보고 감사함을 느껴 봐요. 감사로 가득 찬 순간을 알아차리고 그 순간을 즐기면 긍정적인 마음을 지닐 수 있을 거예요.

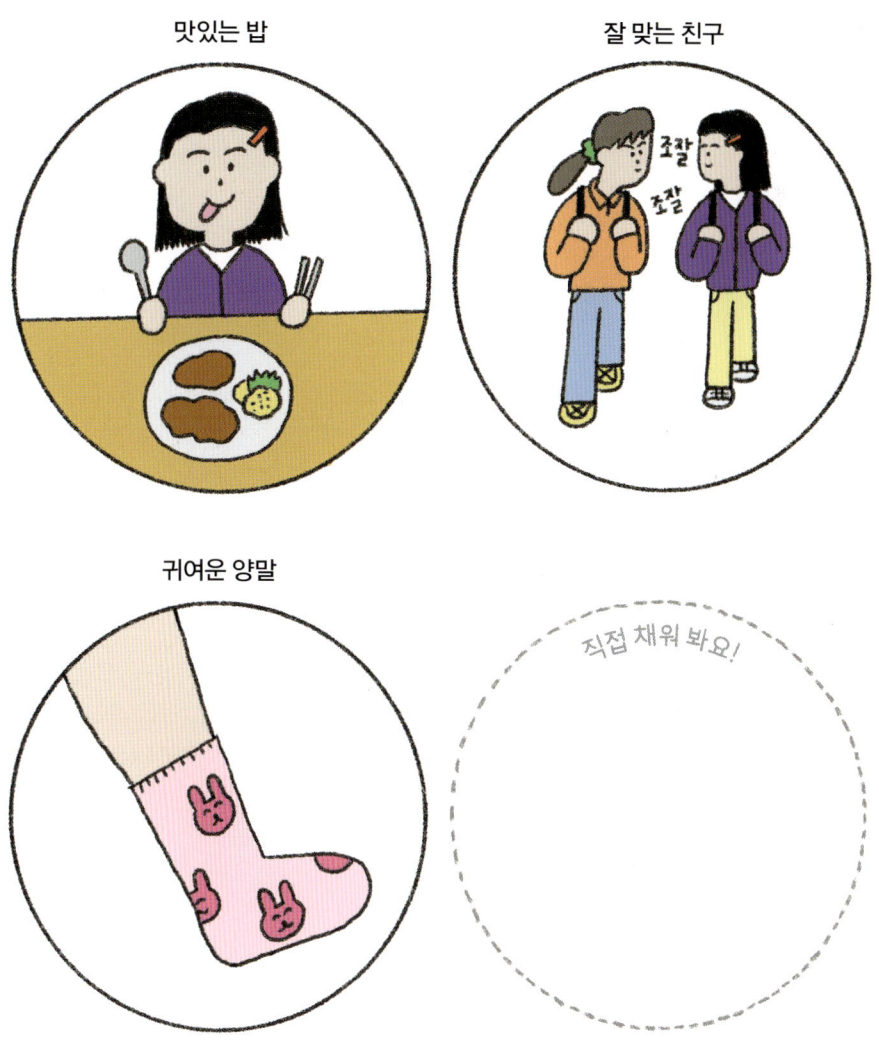

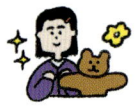

사과가 필요할 때

인간은 누구나 실수할 수 있어요. 하지만 내가 한 말이나 행동으로 상대방의 마음을 상하게 했을 때는 사과를 해야 해요. 사과는 상대를 존중하며 상대와의 관계를 소중히 여기고 있음을 보여 주는 멋진 방법이에요.

■ 사과는 언제 할까요?

어떤 사람은 필요하지 않을 때도 사과하는 습관이 있어요. 단지 불안하거나 다른 사람을 기쁘게 만들고 싶어서 사과하기도 해요. 하지만 그런 모습은 오히려 약점이 되기도 하고, 사과가 정말 필요한 순간에 진정성이 없어 보일 수 있어요. 그럼 어떤 경우에, 어떻게 사과하는 것이 좋을까요?

사과가 필요한 상황

* 누군가에게 상처를 주거나 괴롭힌 경우
* 다른 사람의 물건을 부수거나 잃어버린 경우
* 거짓말을 하거나 고의로 규칙을 어긴 경우
* 약속을 지키지 않은 경우

내가 한 일로 상대방이 상처받아서 그 일을 바로잡고 싶을 때, 진심을 담아 "미안해요"라고 사과하는 거예요.

★ '사과하기' 사용법

1단계
문제가 생겼을 때 어떤 행동을 했는지 돌아봐요. 그 행동에 대해 먼저 차분히 얘기하는 거예요.

> 아까 내가 갑자기 너에게 화를 내며 소리쳤지.

2단계
나의 행동이 상대에게 어떤 영향을 주었는지 생각해요. 상대가 느꼈을 감정을 알아차리고, 상대의 입장에서 공감해 주어요.

> 많이 놀라고 당황스러웠지?

3단계
진정성 있는 사과를 건네요. 나의 행동에 대해 진심으로 미안해한다면 상대방도 내 마음을 알아주고 사과를 받아 줄 거예요.

> 너에게 진심으로 사과하고 싶어.

> 사과는 가능하면 만나서 하는 것이 좋아요. 마음이 담긴 진지한 이야기는 문자나 채팅, SNS보단 직접 얘기해야 목소리 톤, 표정, 몸짓 등으로 진심을 전할 수 있거든요.

    진심을 다해 사과를 건네도 상대가 사과를 무조건 받아들인다는 보장은 없어요. 만약 사과가 받아들여지지 않아도 문제를 해결하기 위해 최선을 다했고, 용기를 낸 것만으로도 잘한 거예요. 반대로 상대가 진심으로 사과했을 때, 나도 상대의 진심을 알아볼 수 있을 거예요.

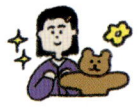

모든 가족은 특별해요

　어떤 가족은 부모님이나 할머니, 할아버지와 함께 살기도 하고, 어떤 가족은 자녀가 없거나 반려동물을 가족으로 삼고 함께 살기도 해요. 또 부모님의 인종이나 종교가 다를 수도 있고, 정신이나 신체적인 능력이 다른 가족과 함께 살 수도 있어요. 부모님이 집에서 일하거나, 다른 나라나 지역에서 일하는 가족도 있지요.

　진정한 가족이란 그 형태와 상관없이 서로 사랑하고 돌볼 수 있는 사람들이에요. 보이는 것은 달라도 모든 가족은 특별하답니다.

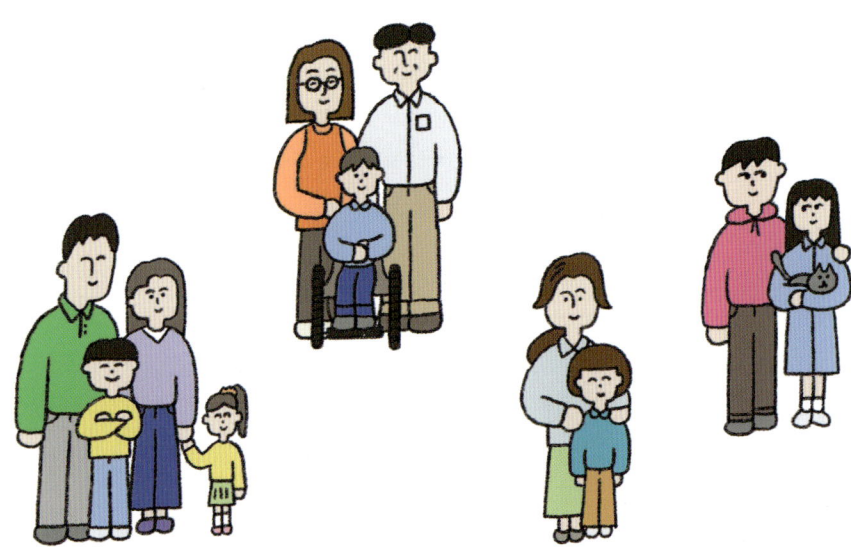

▪ 부모님과 더 많이 싸운다고요?

사춘기가 되면 스스로 결정하고 싶은 일이 많이 생길 거예요. 무엇을 입고, 무엇을 먹고, 언제 숙제를 하고, 언제 잠에 들고, 친구들과 얼마나 놀지 등등 말이에요. 나는 이 모든 걸 혼자 결정할 준비가 되었다고 생각하는데, 부모님이나 보호자는 생각이 다를 수 있어요. 그래서 사춘기 때는 부모님과 자주 다투기도 해요.

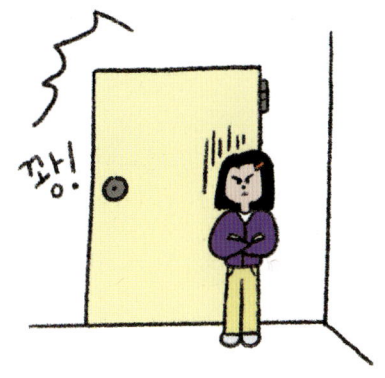

▪ 부모님도 함께 자라는 과정

부모님 역시 자녀의 사춘기를 처음 겪으며 자라나는 중이에요. 그러니 이 시기에 부모님과 많이 싸우더라도, 계속 함께 이야기하고 생각을 나누어야 해요. 그러다 보면 부모님과 나의 생각이 왜 다른지 점차 이해할 수 있을 거예요.

무엇보다 부모님은 언제나 변함없이 나를 사랑하는 분들이에요. 부모님은 내가 책임감 있고 행복한 어른으로 자라길 바라고, 내가 어려움을 겪을 때 언제든 기꺼이 도와주고 싶어 할 거예요. 그러니까 가족을 믿고 나의 고민을 솔직하게 이야기해 보아요.

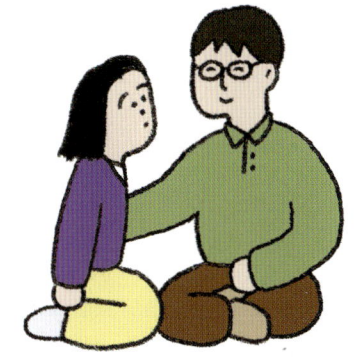

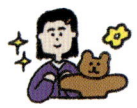

완전 소중한 내 친구

사춘기에 들어서면 친구들이 예전보다 더욱 특별하게 느껴져요. 친구와 함께 웃으며 더 친해지기도 하지만, 때로는 친구 때문에 힘들고 괴로울 수도 있어요. 그렇다면 이런 친구 관계의 변화에 어떻게 대처하면 좋을까요?

▶ 새 친구를 사귀는 법!

새로운 친구를 사귀기 위해선 어떤 노력을 할 수 있을까요? 나와 비슷한 관심사를 가진 친구를 만날 수 있는 활동에 참여하거나, 옆자리 친구의 이야기에 관심을 갖고 귀 기울이는 것도 좋아요.

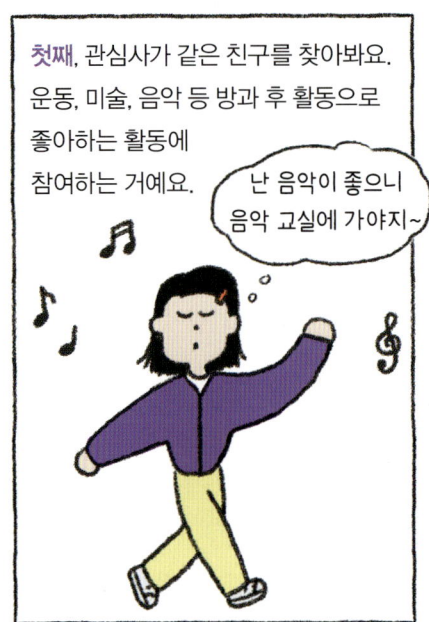

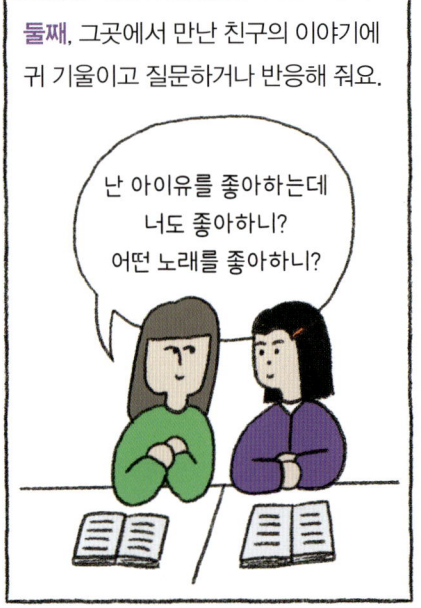

■ 친구와 싸웠나요?

아무리 친한 친구라도 가끔은 싸울 수도 있어요. 그럴 때는 친구에게 내 마음을 진솔하게 이야기한 다음, 친구의 입장도 차분히 들어 보아요. 싸움은 대부분 작은 문제나 오해에서부터 시작돼요. 그러니 친구에게 귀 기울이고, 그 친구도 날 소중히 여긴다면 해결책을 찾을 수 있을 거예요.

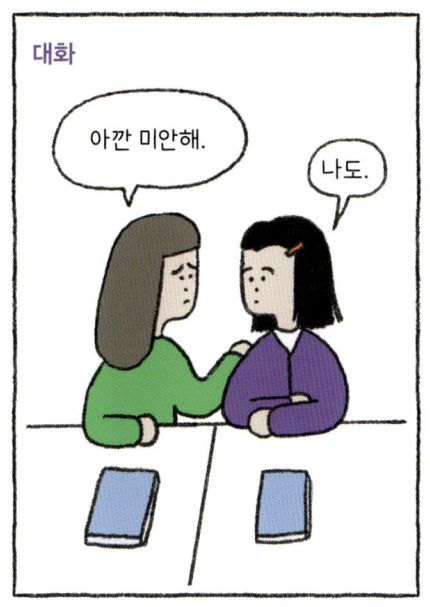
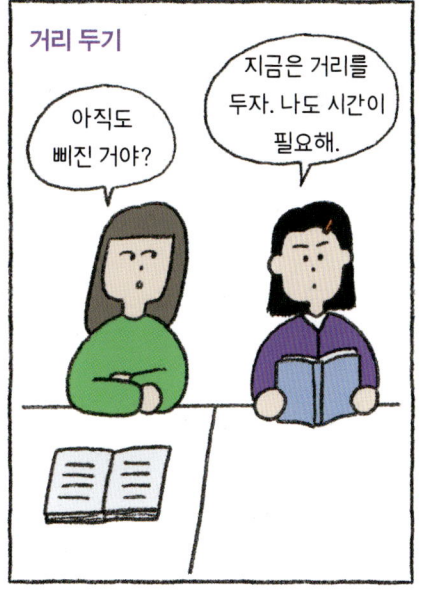

만약 반복적으로 내 마음을 아프게 하거나 나를 존중하지 않는 친구가 있다면 잠시 그 관계를 멈춰 보는 것도 좋아요. 시간을 두고 관계를 멀리하면, 언젠가 그 친구가 먼저 다가와 화해할 수도 있고, 나를 진심으로 존중해 주는 새로운 친구를 만날 수도 있어요.

친구와의 우정은 아름답지만 영원하지 않아요. 누군가 잘못해서도 친구가 나빠서도 아니에요. 나와 친구가 자라면서 생기는 자연스러운 일이지요.

우정은 화분에 담긴 씨앗과 같아요. 그 씨가 잘 자라서 꽃을 피우려면 물도 주고 햇볕도 쬐어 주고, 잡초도 뽑아 주는 등 노력이 필요해요. 스스로 좋은 친구인지 생각해 보고, 앞으로 친구를 응원하며 친구의 이야기에 귀 기울이도록 해요.

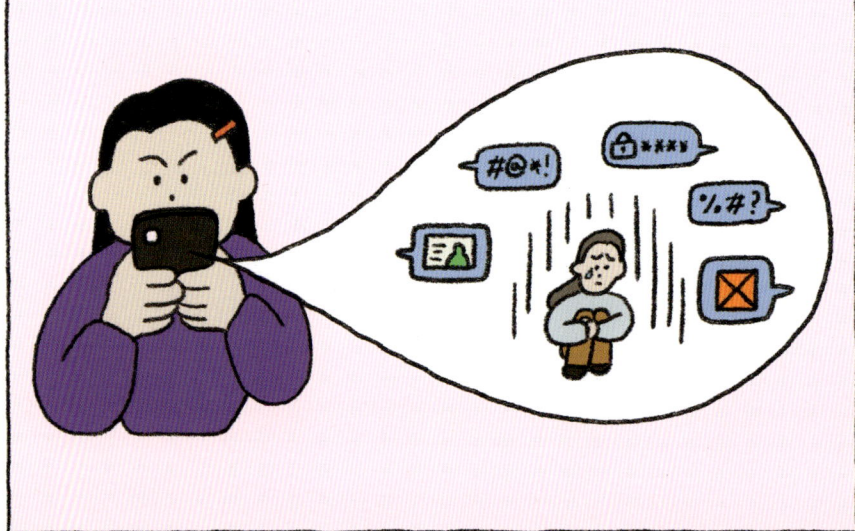

온라인 속 친구
온라인에선 누구나 자신의 모습을 숨기고 활동할 수 있어 위험한 일이 생기기도 해요. 실제로 많은 청소년이 온라인 범죄자들에게 금전적, 신체적 피해를 보고 있어요. 온라인 속 친구가 만나자고 하거나 돈을 요구하면 절대로 응하지 말고, 믿을 만한 어른들에게 빨리 도움을 요청해요.

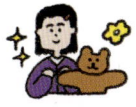

친구인 듯 아닌 듯, 이성 친구!

떠올리기만 해도 기분이 좋아지는 이성 친구가 있나요? 같은 공간에 있으면 온 신경이 가는 그런 친구 말이에요. 사춘기 때는 이성 친구에게 강한 끌림을 느끼고 좋아하는 감정이 생기는 일이 자연스러워요. 신체적으로나 심리적으로나 이성에 대한 관심과 호감이 갈 시기이거든요.

★ 심장이 두근두근!

이성을 향한 끌림은 우리 몸속에 도파민과 성호르몬 같은 여러 호르몬이 분비되면서 생겨요. 이로 인해 몸속에서는 다양한 변화가 생기지요.

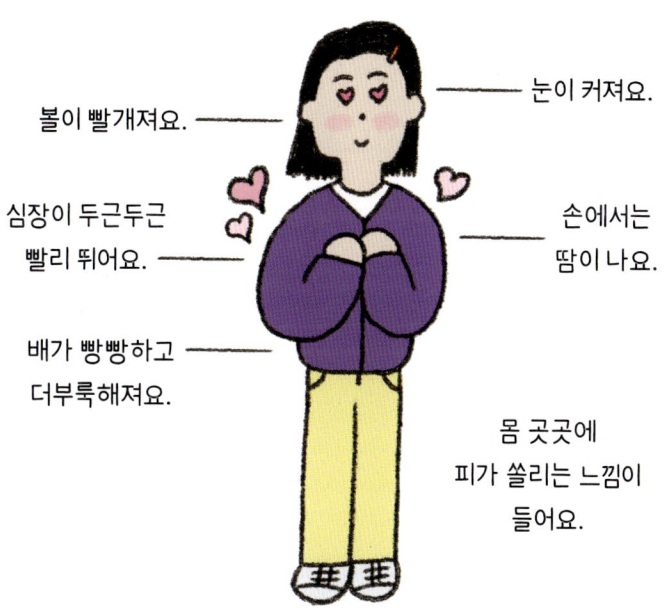

■ 사랑의 5단계!

처음 좋아하는 사람이 생기면 설레서 잠 못 이루고, 슬픔에 잠기기도 하는 등 복잡한 감정을 경험하게 될 거예요. 하지만 이 경험을 통해 분명 더 멋진 사랑을 하는 성숙한 사람으로 성장할 테지요. 좋아하는 사람이 생겼을 때 우리 마음은 어떻게 변하는지 5단계로 살펴볼까요?

1단계 좋아하는 사람이 생겼어요!

좋아하는 사람이 생기면
그 마음을 들키고 싶지 않아
꼭꼭 숨길 수도 있어요.
믿을 만한 친구나 가족에겐
사랑의 감정에 대해 터놓고 이야기해 봐요.
누군가 내 마음을 알아주고,
함께 고민을 나누는 것만으로도
큰 힘이 될 거예요.

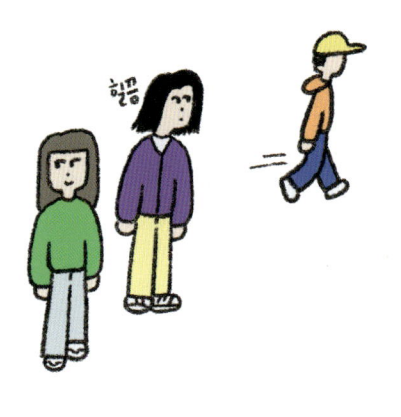

2단계 고백하고 싶어요!

상대에게 마음을 표현해도 좋아요.
그 친구와 천천히 친해지며 다가가 봐요.
도움이 필요할 때 도와주거나
관심사를 나누는 것도 좋은 방법이지요.
문자나 쪽지로 내 마음을
솔직하게 적어서 고백할 수도 있지요!
상대가 마음을 받아 준다는 보장은 없지만
용기 내서 고백한 것으로도 멋진 일이에요.

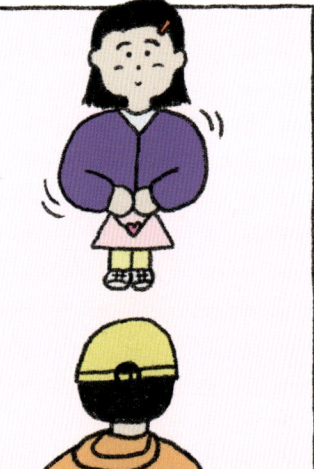

3단계 데이트를 해 봐도 될까요?

이성 친구를 사귀어도 되는지 정해진 답은 없어요.
스스로 준비가 되었는지,
이 관계를 통해 어떤 경험을 하고 싶은지
돌아보는 것이 중요해요.
준비가 되지 않은 상태에서
데이트나 스킨십을 하게 되면 당황할 수 있으니,
신뢰할 수 있는 어른이나 가족과도
이야기 나누어 봐요.

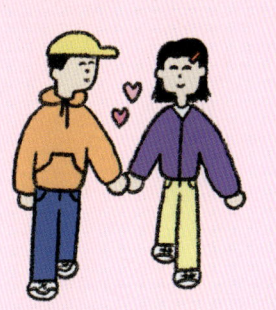

4단계 그 사람이 이제 나를 좋아하지 않아요

좋아하는 사람과의
관계가 끝난다는 것은 슬픈 일이에요.
하지만 이성 간의 마음은 바뀌기 마련이지요.
다음에 얼마든지 더 좋은 사람과
행복한 관계를 맺을 수 있어요.
혼자 마음 아파하지 말고,
내 마음을 이해해 줄 사람에게
도움을 구하고 위로를 받아요.

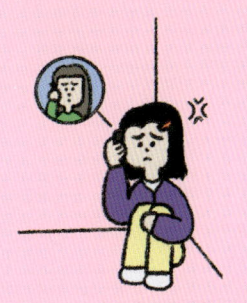

5단계 이별 이후엔 더 큰 성장이 기다리고 있어요

앞으로 다양한 사람과의 사랑을 경험하며
사랑하고 사랑받는 법을 배울 거예요.
타인을 존중하는 법을 배우는 것은 물론,
'나'에 대한 사랑도 키울 수 있어요.
그만큼 사랑이란 삶에 주어진 멋진 선물이에요.
아직 이성 친구가 없다고 해서 너무 조바심내지 마요.
언젠가 내게 선물 같은 사람이 나타날 거예요.

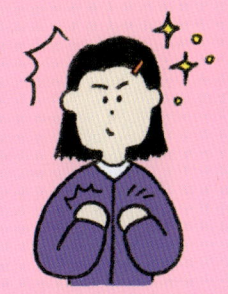

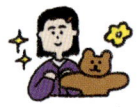

영혼을 파괴하는 괴롭힘

혹시 내게 장난을 치거나 괴롭혀서 상처를 주는 사람이 있나요? 상대에게 그만하라 요청했는데도, 그런 행동이 지속된다면 그건 단순한 장난이 아니라 괴롭힘이에요.

괴롭힘을 당하면 화나고, 슬프고, 당황스럽고, 부끄럽고, 온갖 복잡한 감정을 느껴 문제를 해결하기 벅찰 수도 있어요. 하지만 이런 어려움은 영원히 지속되지 않아요. 혼자 끙끙대지 말고, 주변에 도움을 구해 해결할 방법을 찾아봐요.

★ 괴롭힘에 대처하는 법

1단계
그만하라고 얘기해요

괴롭힘이 아직 심하지 않다고 판단될 때, 상대에게 괴롭힘을 멈추라고 이야기해요. 자신감 있는 모습으로 상대의 행동이 잘못되었다고 표현하는 거예요. 만약 상대가 진심으로 나를 괴롭히려 한 게 아니라면 내 말을 들어줄 거예요.

2단계
가까운 사람에게 말해요

분명히 의사를 표현했는데도 괴롭힘이 지속된다면 주변의 가까운 사람에게 도움을 요청해 봐요. 부모님이나 선생님처럼 신뢰할 수 있는 어른에게 말해도 좋고, 가까운 친구에게 털어놓으며 방법을 찾는 거예요.

1388

3단계

전문가나 기관의 도움을 받아요

그래도 괴롭힘을 멈추지 않는다면 더 적극적인 조치가 필요해요. 학교에 상담사 선생님을 찾아가거나, 청소년 상담 1388을 이용해서 이야기를 나눠 봐요. 학교 폭력 관련 기관이나 전문가의 상담을 요청해 보는 것도 좋아요.

119

4단계

위험할 때는 긴급 도움을 요청해요

만약 신체적으로 다칠 위험에 처했거나 긴급한 일에 빠지면 주저하지 말고 곧바로 경찰이나 119에 연락해요. 자살, 범죄, 심각한 물질 남용, 폭력 등 큰 위기에 처했거나 주변에 비슷한 어려움을 겪는 친구가 있을 때도 마찬가지로 빠르게 긴급 도움을 요청해야 해요.

전문가나 기관의 도움이 필요할 때

아래 표에서 내가 겪고 있는 어려움을 도와줄 전문가나 기관이 있는지 살펴보고, 도움이 필요하면 요청해 봐요.

접수 내용	관련 기관	전화번호
학교 폭력 예방 교육 및 전화·문자 상담	교육부, 여성가족부, 경찰청	117
청소년 가출, 학업 중단, 인터넷 중독, 고민 상담	청소년 사이버상담센터	1388
자녀 학교·가정생활, 특수 교육 상담	서울시청소년상담복지센터	02-2285-1318
학교 폭력 전화 상담, 인터넷 상담	푸른나무재단 (청소년폭력예방재단)	1588-9128
성폭력·성착취·디지털 성범죄 피해 상담	탁틴내일 (아동·청소년성폭력상담소)	02-3141-6191

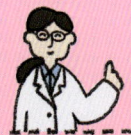

거대한 지구에 모여 살고 있는 우리는 모두 서로 연결되어 있어요. 그만큼 누군가의 작은 행동 하나가 사회에 큰 영향을 끼칠 수 있지요. 4장에서는 지구에 존재하는 다양한 문제들을 살피며, 앞으로 우리가 어떤 일을 할 수 있을지 고민해 봐요.

4장

세상과 나

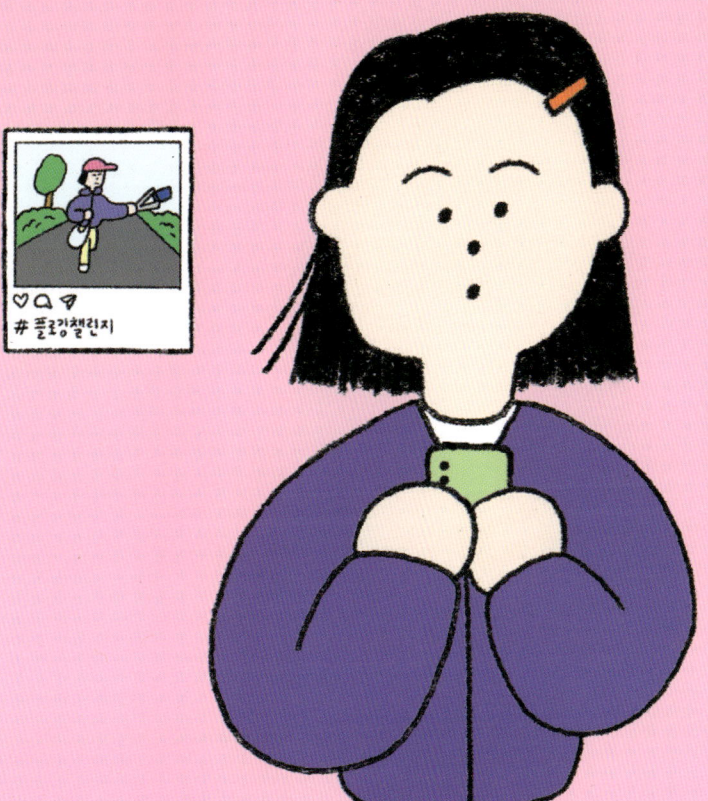

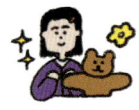

지구촌에 함께 살기

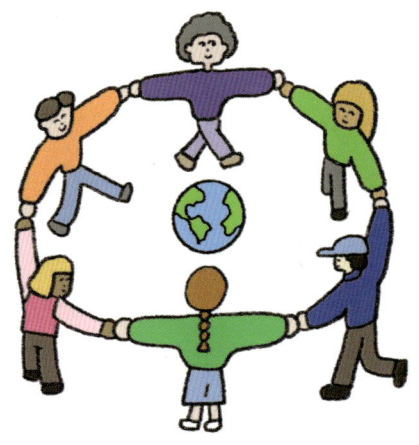

지구촌에 살고 있는 우리는 서로 연결되어 있어 영향을 주고받을 수밖에 없어요. 환경 오염, 빈곤, 불평등, 노동 등 지구상에 있는 다양한 문제는 나 혼자서도, 우리 가족이나 우리나라만의 노력으로 쉽게 해결할 수 없어요. 온 인류가 함께 힘을 모아야만 하지요.

이제는 온라인을 통해 전 세계 사람들이 쉽게 연결될 수 있어요. 그래서 지구촌 문제에 대해서도 더 빠르게 소통할 수 있어요. 이 세상에서 함께 살아가기 위해 내가 무엇을 지켜야 할지, 더 나은 미래를 위해 무엇을 할지 고민하고 실천하는 것이 중요해요.

★ 지속 가능한 세상

유엔(UN, 국제 연합)에서는 2016년부터 2030년까지, 지구에서 함께 잘 살기 위해 온 인류가 공동으로 협력해서 달성해야 하는 17가지 지속 가능 목표를 세웠어요. 각 나라의 정부, 시민 사회, 기업, 학교에서는 이 목표를 달성하기 위해 계획을 세우고 협력하는 것이 중요해요.

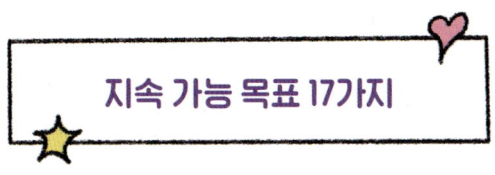

지속 가능 목표 17가지

우리도 아래 지속 가능 목표가 주변에서 제대로 실천되고 있는지 관심을 갖고 지켜봐요.

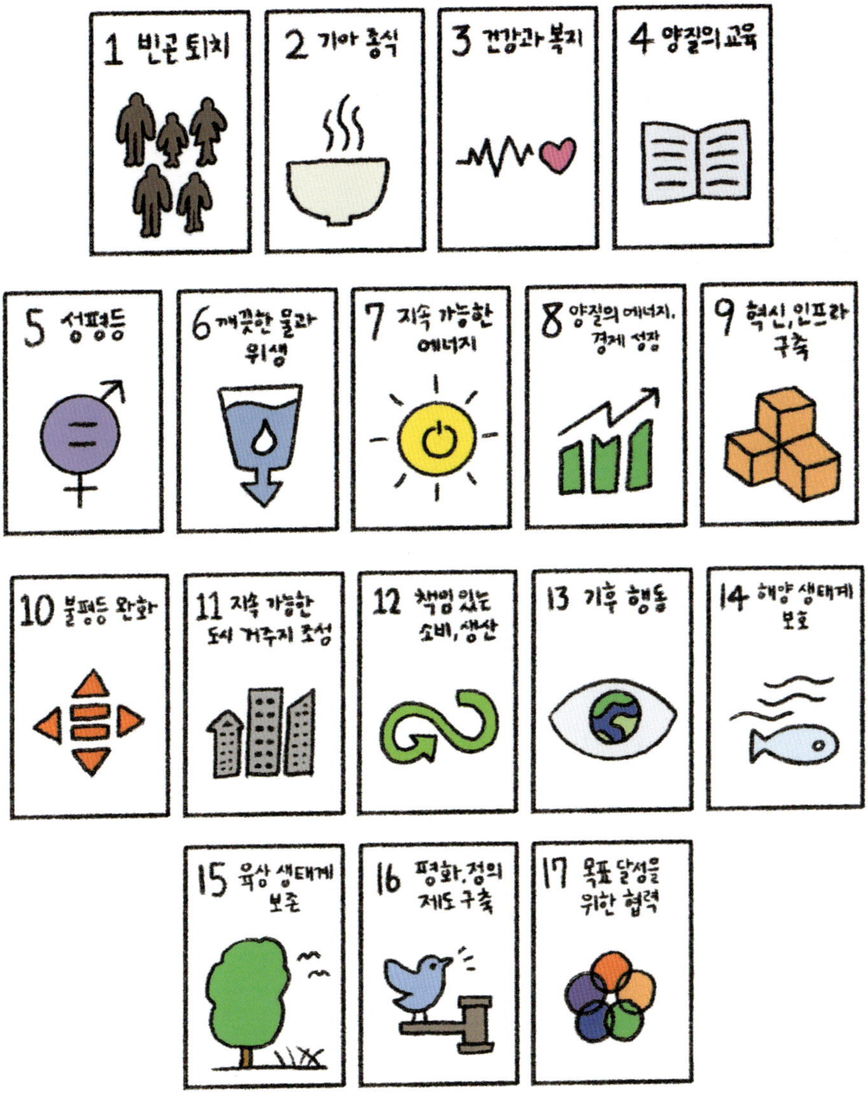

1. 빈곤 퇴치
2. 기아 종식
3. 건강과 복지
4. 양질의 교육
5. 성평등
6. 깨끗한 물과 위생
7. 지속 가능한 에너지
8. 양질의 에너지, 경제 성장
9. 혁신, 인프라 구축
10. 불평등 완화
11. 지속 가능한 도시 거주지 조성
12. 책임 있는 소비, 생산
13. 기후 행동
14. 해양 생태계 보호
15. 육상 생태계 보존
16. 평화, 정의 제도 구축
17. 목표 달성을 위한 협력

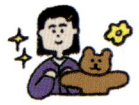

여자아이로서 살아간다는 것

아래 그림에서 '여자'와 관련되어 있는 것을 찾아볼까요? 무엇을, 왜 그렇게 선택했는지도 함께 생각해 봐요.

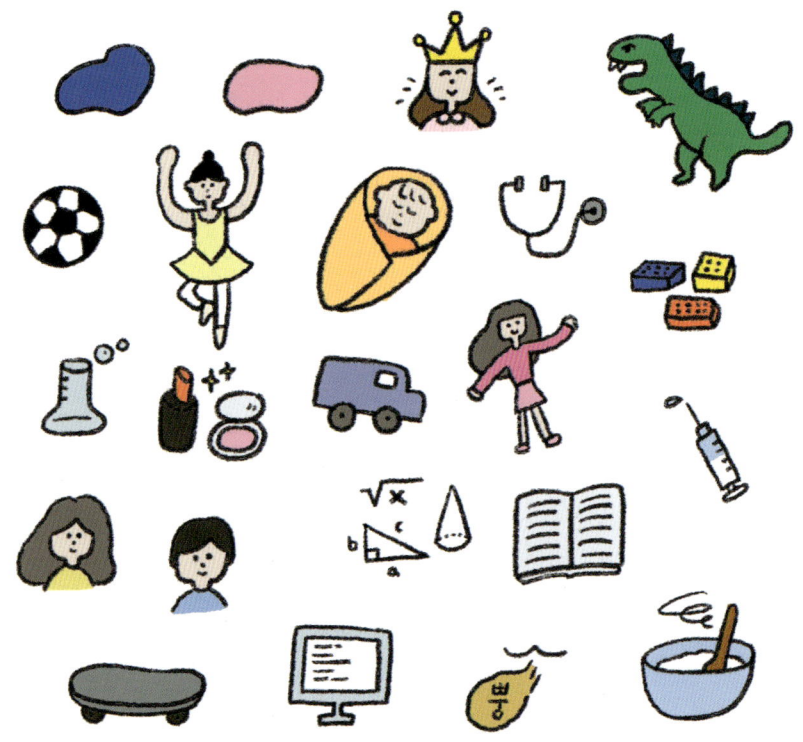

사실 위 그림 중 특별히 '여자'와 관련된 것은 없어요. 남자, 여자 관련 없이 두 성별 모두 해당할 수 있지요. 그런데도 왜 우리는 이 질문을 듣고 여자에 맞는 그림을 구분해서 골랐을까요?

▼ 성별에 따른 고정 관념

혹시 어릴 때부터 '남자라면' 혹은 '여자라면'으로 시작하는 말들을 들어 본 적 있지 있나요?

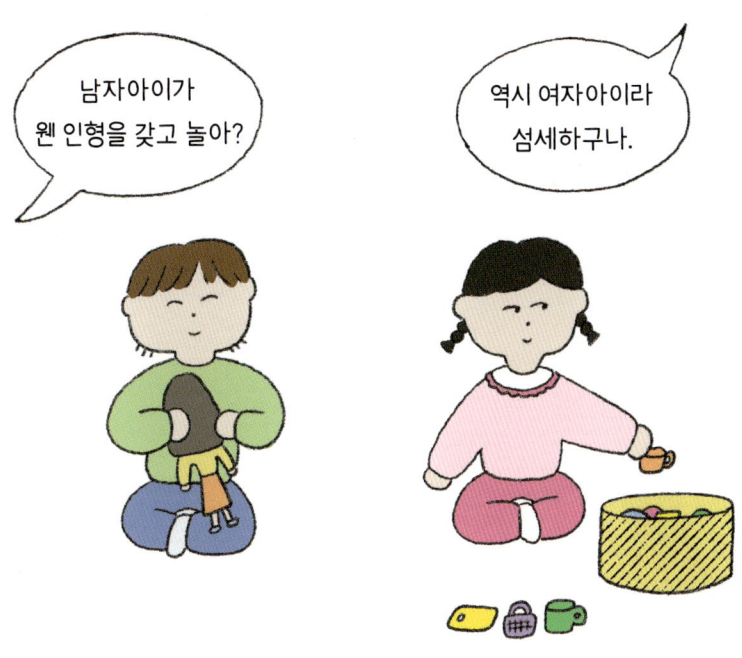

우리 사회에는 눈에 보이지 않지만, 성별에 따라 사회가 요구하는 기준이 달라요. 이런 기준은 사회 관습, 미디어, 그리고 어른들이 하는 말 등을 통해 자연스럽게 굳어졌어요. 성별에 따른 고정 관념은 가정과 사회에서 자라면서 천천히 만들어져요. 이런 관념은 늘 고정된 것이 아니라, 사회나 시대, 문화에 따라 달라지기도 해요.

★ 여자아이가 겪는 어려움!

여자아이들은 어릴 때부터 '여자답게 행동해야 한다'는 교육을 많이 받아 왔어요. 너무 큰 소리를 내지 말고, 조심스럽게 행동하라는 말도 자주 듣지요. 또 자기주장을 강하게 하면 혼나는 경우도 있을 거예요.

성별에 따라 행동을 제한하다 보면 여자아이들이 의존적이고 수동적으로 자라게 만들 수 있어요. 그렇게 성별 고정 관념이 계속 이어지면서, 사회에 존재하는 차별도 더 강해지지요.

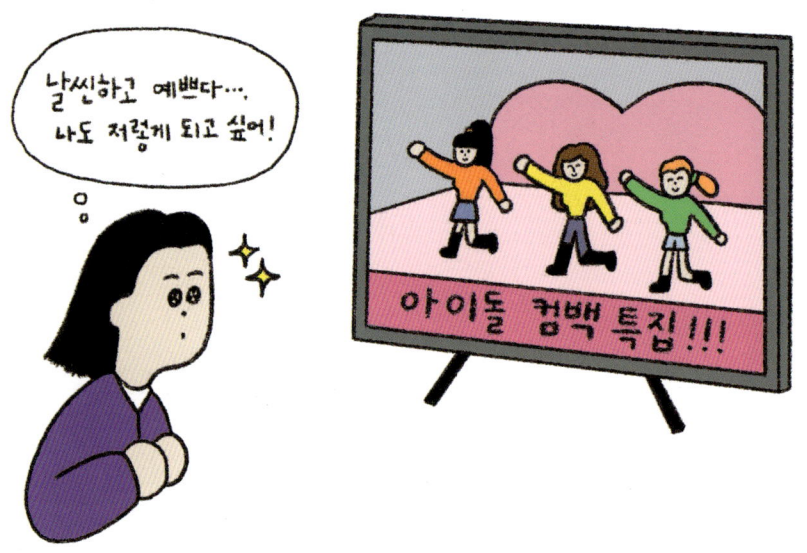

지금은 미디어를 통해 예쁘게 꾸민 아이돌이나 연예인을 자주 접하곤 해요. 사회에서 여자들은 외모에 대해 더 엄격한 기준으로 평가받는 경우가 많아요. 그래서 사춘기에는 건강을 해칠 정도로 외모와 몸매를 가꿔야 한다는 압박을 느끼기도 하지요.

✼ 차별을 없애기 위해선?

성별에 따라 여성을 차별하는 일은 과거에 비해 많이 줄어들었어요. 하지만 여전히 고정 관념에 맞지 않는 사람을 배제하고, 부정적으로 평가하는 일이 종종 일어나요. 성별에 따른 편견에 흔들리지 않고 나답게 살기 위해서는 모두의 노력이 필요해요. 그럼 어떤 노력을 할 수 있는지 알아볼까요?

첫째, 일상에서 성차별에 대한 감수성을 갖추어요. 당연하다고 생각했던 편견을 돌아보고, "내가 너무 예민한가?" 하고 지나쳤던 일에 관심을 갖는 거예요.

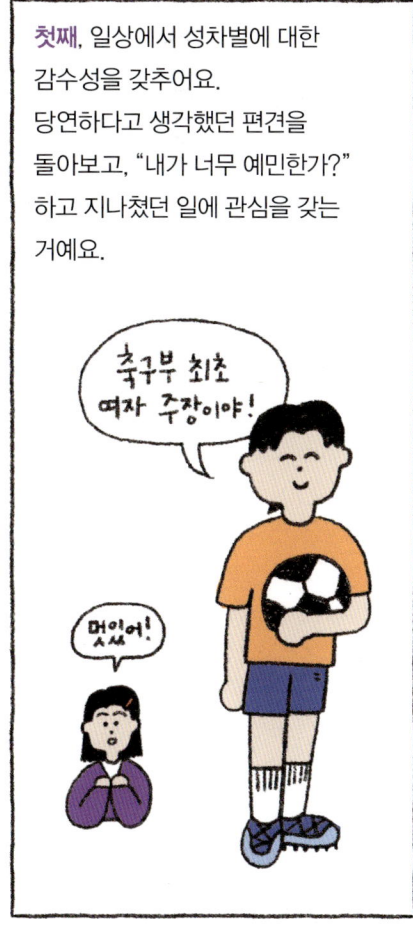

둘째, 외모 평가에 대해 비판적인 태도를 가져요. 누군가를 성적으로 대상화하거나 비하하는 것은 절대 놀이나 장난이 될 수 없어요.

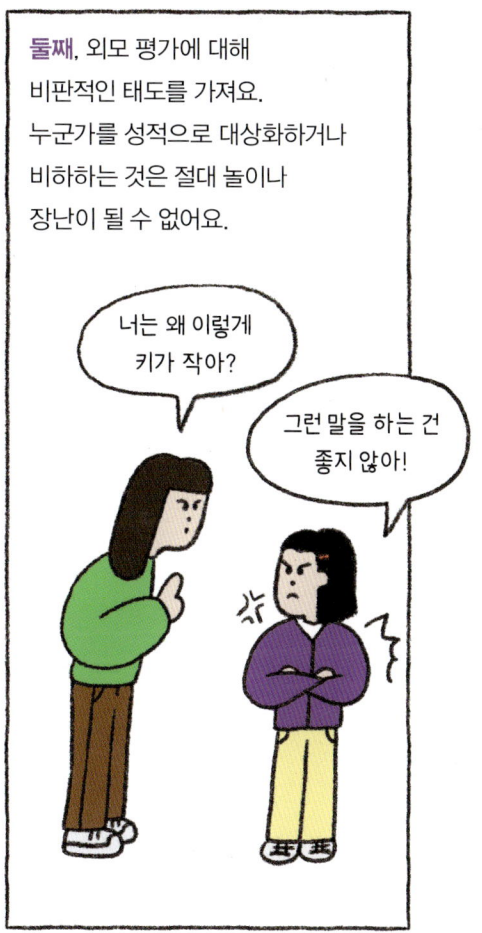

◤ 사회 속 차별을 없애요!

지금 이 순간에도 열악한 환경에 놓였거나 차별을 받는 여자아이들이 많아요. 어떤 나라에선 여자아이에게 교육의 기회조차 주어지지 않고, 빈곤으로 깨끗한 생리대를 사용하지 못하는 여자아이들도 있어요. 15세 이전에 결혼을 하라고 강요받거나 문화에 따라 의사의 처방 없이 생식기에 손상을 입히는 경우도 있지요.

평화롭고 지속 가능한 세상을 만들기 위해서는 여성의 힘이 필요해요. 여성으로서 의식과 능력을 길러, 주변의 불평등한 상황에 관심을 갖고 목소리를 낼 수 있기를 바라요. 나에겐 충분히 세상을 바꿀 힘이 있어요.

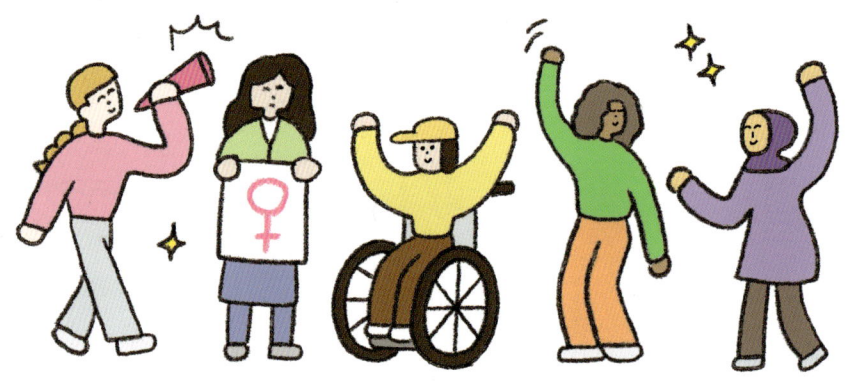

유엔 여성 기구(UN WOMEN) www.unwomen.org
2010년 여성 차별 철폐와 성평등 실현을 위해 설립된 국제기구예요. 정부 및 시민 사회가 협력하여, 전 세계 여성들이 폭력으로부터 자유로워지도록 노력하고 여성의 경제 및 정치 참여를 지원하고 있어요.

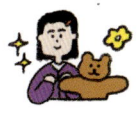

다시 사랑하자, 환경

★ 꿀벌이 사라진다면?

늘 먹던 간식이 어느 날 아래 그림처럼 바뀐다면 어떨까요? 며칠은 참고 먹을 수 있더라도 분명 무척 괴로울 거예요.

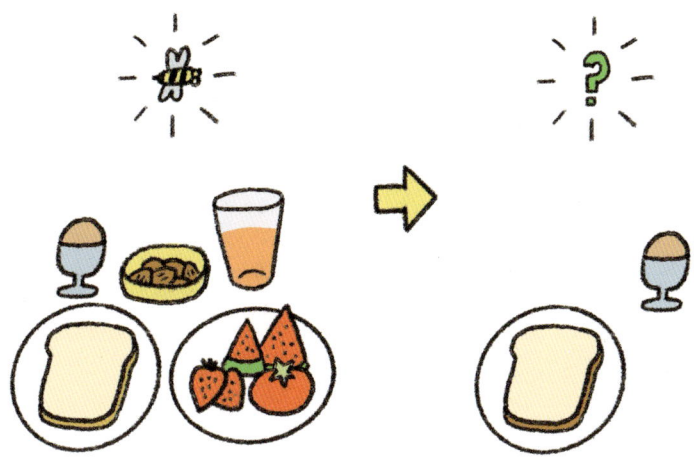

유엔 식량 농업 기구(FAO)에 따르면 아몬드, 사과, 블루베리 등 전 세계 식량 중 63%가 꿀벌의 수분으로 열매를 맺는대요. 그러니 꿀벌이 세상에서 사라진다면 위 상상은 현실이 될 거예요. 나무들이 열매를 맺지 못해서 식물 생태계가 붕괴되고 식물을 먹는 초식 동물, 그리고 그 초식 동물을 먹는 육식 동물, 나아가 인간에 이르기까지 온 지구가 영향을 받겠지요.

★ 꿀벌과 환경을 지켜요

그동안 인간은 자신의 편리를 위해 자연을 마음대로 착취해 왔어요. 하지만 우리의 미래를 위해서는 자연과 함께 살아가도록 노력해야 해요. 꿀벌과 환경을 지키려면 우리는 무엇을 할 수 있을까요?

첫째, 인간은 자연의 일부라는 것을 알아 두어요. 우리가 자연에 끼치는 부정적인 영향이 고스란히 우리에게 돌아온다는 걸 스스로 깨달아야 해요.

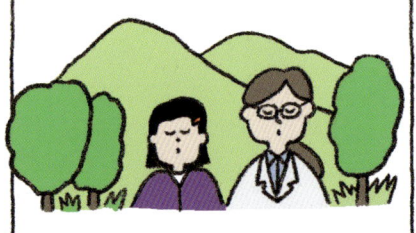

둘째, 긍정적인 마음가짐이 필요해요. 부정적인 생각에 사로잡히기보다, 이 상황을 기회 삼아 더 나은 미래를 만들기 위해 노력하는 거예요. 불확실한 세상 속에서도 우뚝 서서 나아갈 용기가 필요해요.

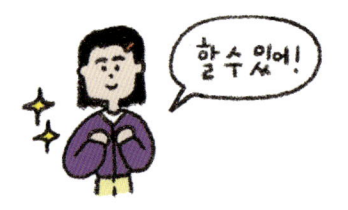

셋째, 인간은 서로 공감하고 협력할 수 있는 멋진 존재예요. 우리가 지킬 수 있는 것들은 무엇인지 찾아 보존하고, 재생하기 위해 함께 노력해야 해요.

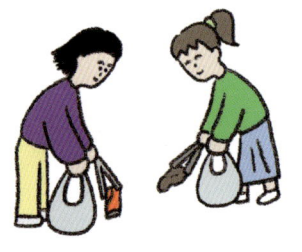

넷째, 적극적으로 소통해야 해요. 요샌 온라인으로 지식을 접하고 다른 집단과 자유롭게 공유할 수 있어요. 열린 마음으로 소통하며 앞으로 나아갈 방법을 찾아보세요.

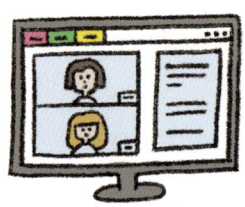

환경을 지키기 위한 체크 리스트!

환경을 지키기 위해 우리는 무엇을 실천할 수 있을까요? 꼭 거창한 일이 아니더라도, 작은 행동으로 큰 변화를 만들 수 있어요. 그러니 내가 당장 할 수 있는 일을 찾아보아요. 처음엔 실천할 수 있는 일이 아주 적을 수 있어요. 하지만 꾸준히 하다 보면 체크 리스트의 항목을 다 실천할 수 있을 거예요.

- ◯ 지속적으로 환경에 관심을 가져요.
- ◯ 사용하지 않는 가전제품은 전원을 꺼서 전기를 절약해요.
- ◯ 지속 가능 발전을 실천하는 시민 단체를 정기 후원해요.
- ◯ 일회용 생리대 대신 면 생리대를 사용해요.
- ◯ 자연에 해롭지 않은 성분의 제품을 사용해요.
- ◯ 샤워는 짧게 해요.
- ◯ 고기나 생선을 지나치게 많이 먹지 않아요.
- ◯ 종이, 플라스틱, 유리 및 알루미늄은 재활용해요.
- ◯ 포장이 과하지 않은 상품을 구입해요.
- ◯ 자전거, 도보 또는 대중교통을 이용해요.
- ◯ 다시 채울 수 있는 물병과 머그컵을 사용해요.
- ◯ 비닐봉지 대신 장바구니를 사용해요.
- ◯ 중고 상점에서 재활용할 수 있는 물건을 구입해요.
- ◯ 사용하지 않는 물건은 기부해요.

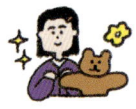

달라서 아름다운 세상

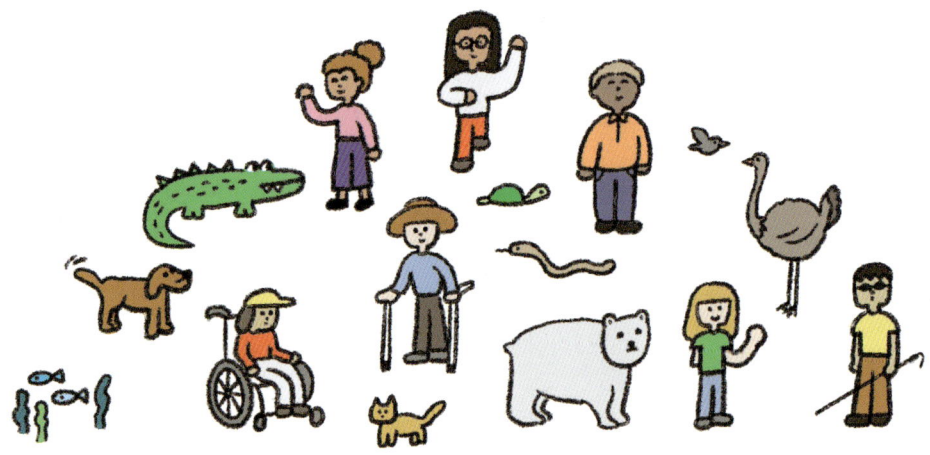

　우리가 사는 이 세상에는 크기도 생김새도 다른 존재들이 어우러져서 살아가요. 동식물뿐만 아니라 다양한 인간도 함께 살고 있어요. 국적, 민족, 인종, 종교, 언어, 지역, 성별은 물론 생각, 성격 등도 제각기 달라요. 그래서 지구가 더욱 아름다운 법이지요.

★ 다양성 받아들이기

　우리는 저마다 독특한 특성과 경험, 정체성을 지니고 있어요. 아마 교실에도 무척 다양한 친구들이 함께 있을 거예요. 자신과 다른 사람들을 편견 없이 받아들이면 생각의 폭이 넓어지면서 더 많이 성장할 수 있어요.

◼ 다양성 속 형평성

이토록 다양한 사람들을 존중하기 위해서는 '형평성'이 필요해요. 아래 그림을 보면 길을 건너기 위해 횡단보도가 필요하단 것을 알 수 있지요. 하지만 그것만으로는 '형평성'을 보장하지 못해요. 오른쪽 그림처럼 눈이 보이지 않는 사람, 휠체어를 탄 사람, 나이가 어린 사람, 나이가 많은 사람 등 다양한 사람이 길을 건너려면 다른 많은 것들이 필요하지요.

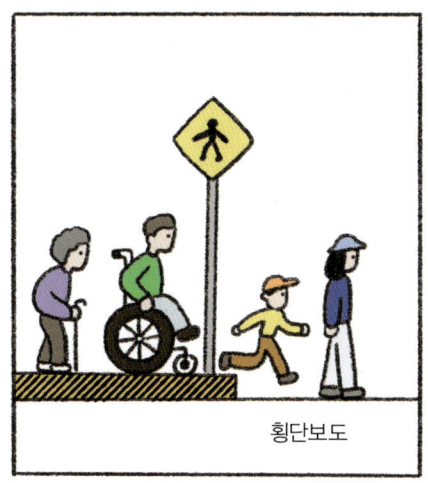
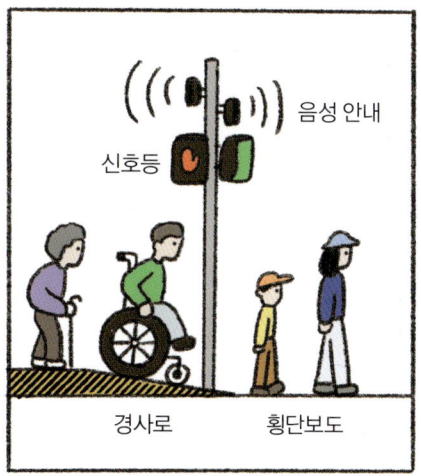

인종, 종교, 성별, 연령, 빈곤, 장애 등 여러 이유로 누군가 사회에서 소외되지 않으려면, 그 사람의 상황과 조건에 따라 다양한 요구를 고려하고 만족시켜야 해요. 그래야 형평성이 지켜질 수 있지요.

더 나은 사회를 만들기 위해서는 형평성을 고려하는 것도 중요해요. 다양성과 형평성을 함께 존중하는 것이 인권을 존중하고 모두 함께 어우러져 살아가는 길이랍니다.

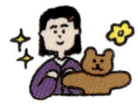

또 다른 세계, 온라인 세상

★ 빠르게 발전한 온라인 세상

디지털 기술이 발달하며 세상은 빠르게 변화했어요. 특히 청소년들은 태어날 때부터 스마트폰을 쥐고 있었다 할 수 있을 정도로 디지털 기기 사용이 자유롭지요.

우린 이제 온라인에서 언제 어디서나 빠르고 쉽게 연결되고, 새로운 것을 배우거나 게임하며 놀 수도 있어요. 온라인 세계는 삶을 흥미롭게 만드는 것들로 가득 차 있어요.

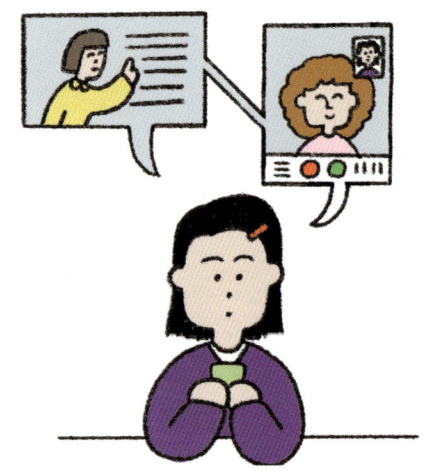

★ 긍정적인 온라인 정체성

청소년기는 새로운 것을 시도하며 자아를 찾아가는 시기예요. 온라인 세상은 시간이나 공간의 제한 없이 무엇이든 할 수 있어 더욱 매력적이에요. 하지만 온라인에는 사진, 음성, 영상, 문자, 댓글 등 나의 모든 활동이 발자국처럼 남아요. 그러니 긍정적인 온라인 정체성을 확립하고 건강한 온라인 생활을 하는 것이 중요해요.

건강한 온라인 생활 사용법

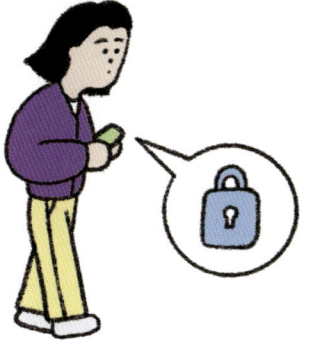

첫째, 개인정보는 꼭 숨겨요

개인 정보가 해킹당하지 않도록 프로필을 비공개로 바꾸고 사생활도 지나치게 드러내지 않는 것이 좋아요. 온라인상에는 위험한 사람이 접속할 수 있으니 그런 사람에게 내 모습을 노출시켜 위험에 빠지는 일이 없도록 주의해요.

둘째, 부정적인 발자국은 남기지 말아요

온라인 세상에서는 익명으로 자신의 정체를 숨길 수 있어요. 그래서 자극적이고 해로운 게시글이나 남을 깎아내리는 댓글을 올리기도 해요. 하지만 온라인에 한 번 게시한 것은 영원히 남으니 늘 신중해야 해요. 사랑하는 가족에게도 보여 주고 싶지 않은 게시물은 아예 올리지 않는 것이 좋아요.

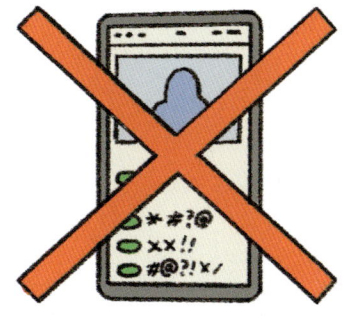

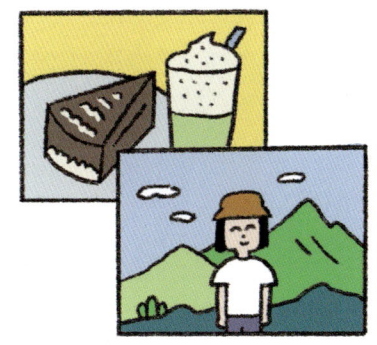

셋째, 긍정적인 방식으로 나를 표현해 봐요

관심이 있는 주제에 대해 글을 작성하거나 영상, 사진 등을 블로그나 SNS에 올려 봐요. 관심사를 자유롭게 표현하고 공유하면 같은 관심사를 지닌 사람에게 도움을 얻을 수 있고, 나중에 진로를 찾아 나갈 때 참고가 될 수도 있어요.

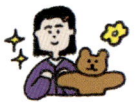

삶의 일부, SNS

SNS는 전 세계 누구와도 채팅하고, 사진과 영상을 공유할 수 있는 멋진 공간이에요. 또 다양한 콘텐츠를 제작해서 올리고, 자유롭게 자신의 생각과 행동을 알릴 수도 있어요.

▶ 11세 사회운동가, 말랄라 유사프자이

말랄라 유사프자이는 11세 때 탈레반 정권에 억압당한 여성들에 대한 일기를 영국 공영 방송 블로그에 남기며 전 세계에서 큰 주목을 받았어요. 이후 고등학교 때 노벨평화상을 받고 현재까지 사회운동가로 활동하고 있어요. SNS는 사회에서 소외된 목소리를 세계에 알리고 선한 변화를 이끌어 내는 수단이 될 수 있어요.

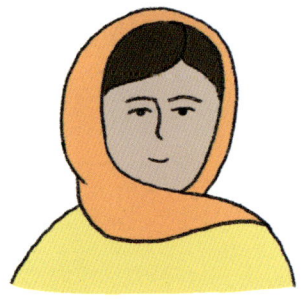

선한 SNS 챌린지!

SNS에는 태그를 통해 미션에 도전하는 '챌린지'를 할 수 있어요. 사회에 유익한 활동을 직접 실천한 사진이나 영상을 공유하며 주변 사람들에게 참여를 독려하는 등 선한 영향력을 끼칠 수 있지요.

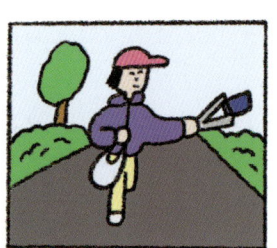

하지만 SNS에선 부정적인 콘텐츠를 접하거나 온라인 범죄에 처할 위험도 있어요. 그러니 SNS의 어두운 면도 알아 둬야 해요.

▶ SNS 속 위험

SNS에선 낯선 사람으로부터 메시지를 받거나, 괴롭힘을 당하는 등 범죄의 표적이 될 수 있어요. 또 불법 촬영물, 음란물, 폭력물 등 부적절한 콘텐츠가 많이 올라오기도 해요. 특히 유튜브는 방송국과 달리 프로듀서, 작가, 카메라 감독 같은 전문가들이 모여, 방송 심의 위원회의 검토를 거쳐 콘텐츠가 제작되는 곳이 아니에요. 그래서 개인이 만든 영상이 별도의 확인 없이 자유롭게 올라올 수 있어요.

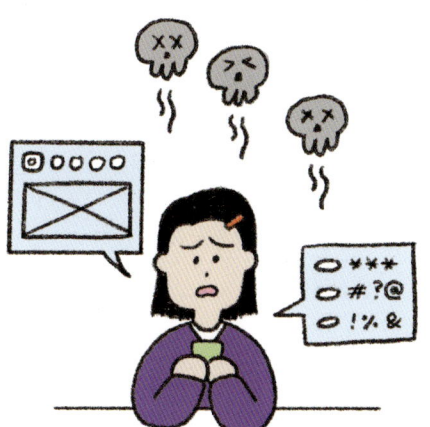

제한 모드와 신고!

유튜브에는 제한 모드로 동영상 제목과 설명, 나이 제한 등 부적절한 콘텐츠를 구분하고, 차단하도록 설정할 수 있어요. 완벽하게 걸러 낼 순 없겠지만 최소한의 보호막을 만들 수 있을 거예요. 또 부적절한 콘텐츠가 보이면 신고해서 노출 빈도를 줄이는 것도 좋아요.

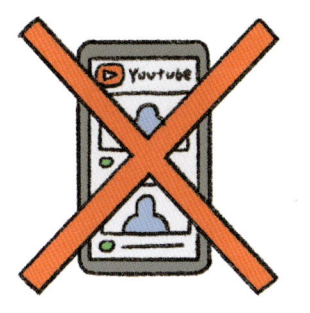

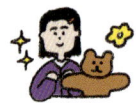

온라인 세상 속 어둠

온라인에는 검증되지 않은 이용자들이 쉽게 접속할 수 있어 위험해요. 그러니 온라인 세상의 어둡고 부정적인 면까지 잘 알아 두어서 안전하고 건강한 온라인 생활을 누리도록 해요.

▨ 신나는 온라인 게임

요새는 헤드셋을 쓰고, 웹캠을 켜서 전 세계 게이머들과 신나게 온라인 게임을 즐길 수 있어요. 하지만 어떤 온라인 게임에는 성적으로 왜곡된 이미지나 폭력적인 장면이 많이 나오기도 하고, 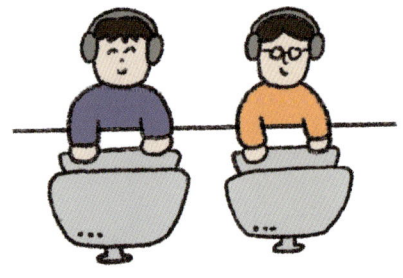 지나친 자극으로 게임에 빠져 일상생활에 지장이 생길 수 있어요. 그러니 반드시 사용 연령을 확인해서 내 나이에 맞는 게임인지 살펴보고, 하루에 게임하는 시간을 정해서 스스로 조절하는 것이 중요해요.

▨ 자극적인 음란물

음란물은 돈을 벌기 위해 자극적이고 노골적인 성적 내용을 담은 사진이나 영상을 말해요. 청소년이 성에 대해 호기심을 가지는 것은 정상이지만, 음란물은 인간의 몸을 대상화해서 성에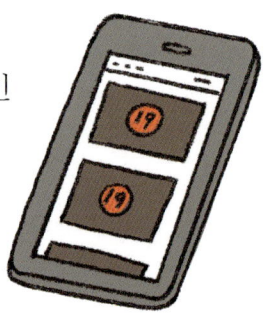

대해 왜곡된 이미지를 심어 줘요. 그렇기 때문에 음란물을 접하지 않도록 주의해야 해요.

★ 보이는 것이 다가 아녜요, 가짜 프로필

신원 확인이 필요하지 않은 온라인 공간에선 범죄자들이 청소년인 것처럼 이름이나 나이를 속여 가짜 계정을 만들고 접근할 수 있어요. 온라인으로 누군가 접근해 오면 꼭 신중히 검증하고, 가까운 어른에게 의논해요. 만약 상대방이 이상하거나 불쾌한 요구를 하면 반드시 차단하도록 해요.

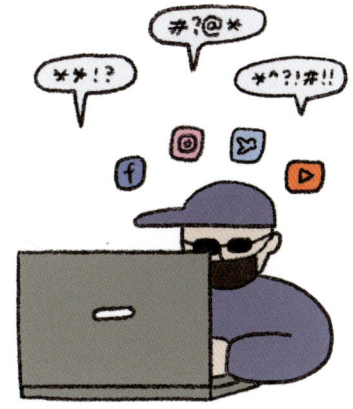

★ 감염병보다 무서운 가짜 뉴스

가짜 뉴스란 거짓 이야기를 신문이나 뉴스 보도처럼 꾸민 뉴스를 말해요. 오늘날에는 스마트폰으로 누구나 쉽게 뉴스를 만들고, 왜곡된 정보를 퍼트릴 수 있어요. 그러니 뉴스를 접할 때 출처를 확인하고, 전문가나 공영 방송 채널 뉴스 매체 등 신뢰할 만한 정보에 근거했는지 살피는 것이 좋아요.

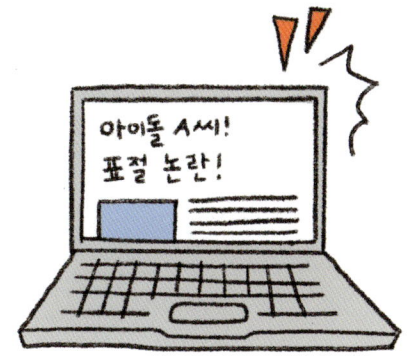

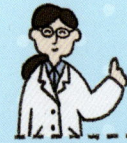
자, 지금까지 사춘기를 앞두고 알아야 할 정보에 대해 살펴보았어요. 이제는 그동안 배운 것들을 직접 내 삶에 적용할 수 있는 활동들을 해 봐요! 나만의 사춘기 안내서를 만들면 훨씬 더 즐겁게 사춘기를 지낼 수 있을 거예요.

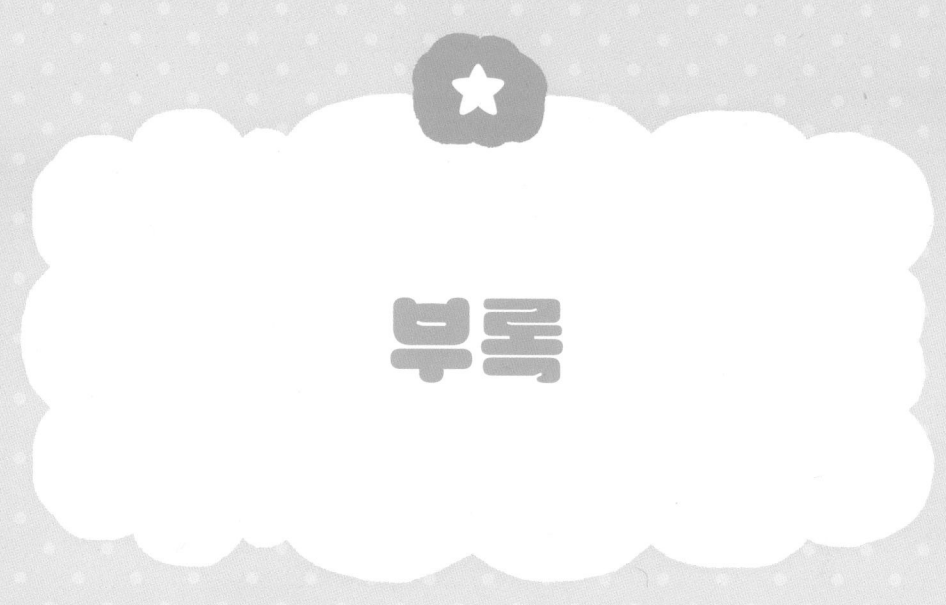

부록

♡ 사춘기 준비 꾸러미 ♡
♡ 감정 다이어리 ♡
♡ 나만의 브래지어 디자인 ♡
♡ 브래지어 일기장 ♡
♡ 월경 주기 수첩 ♡

사춘기 준비 꾸러미

앞으로 다가올 사춘기를 더욱 기분 좋게 맞이하기 위해, 사춘기 준비 꾸러미를 만들어 봐요! 사춘기 때 필요한 용품을 예산에 맞게 사서 들고 다니면 사춘기 때 생길 변화도 더 이상 두렵지 않을 거예요.

첫째, 물품 목록 정하기

사춘기 준비 꾸러미에 들어갈 물품을 정할 때는 예산에 맞게, 그리고 보관할 가방 크기에 맞는 물품을 사야 해요. 사춘기 꾸러미에 들어갈 만한 물품 목록 예시는 다음과 같아요.

물품 예시
- 생리대(대, 중, 소) 또는 탐폰
- 생리대나 탐폰을 보관할 파우치
- 핫팩
- 물티슈/티슈
- 손 세정제
- 기름종이
- 빗
- 거울
- 사춘기 소녀들을 위한 안내서

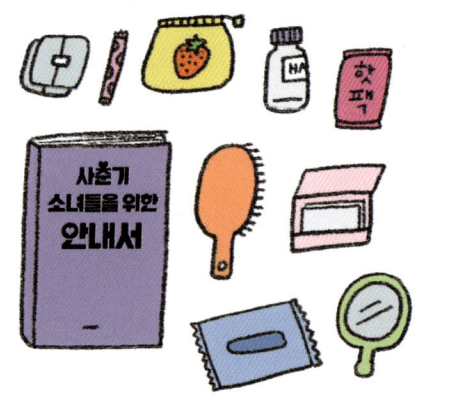

예산
-

내가 넣고 싶은 물품 목록
-

둘째, 마음에 드는 꾸러미 고르기

이제 물품을 담을 사춘기 준비 꾸러미를 골라 볼까요? 크기가 넉넉하면서도 학교 가방에 쏙 들어갈 만한 크기가 좋을 거예요. 패턴이나 디자인은 내 마음에 쏙 드는 것으로 고르면 돼요. 자, 갖고 싶은 사춘기 준비 꾸러미를 아래에 직접 그려 보아요.

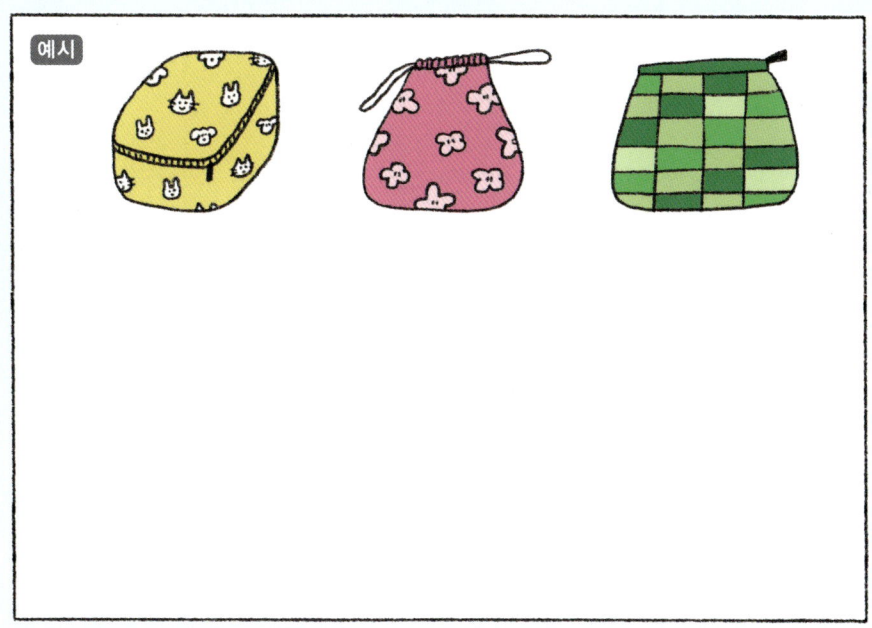

예시

셋째, 학교 가방이나 사물함에 보관하기

사춘기 준비 꾸러미는 언제든 필요할 때 꺼낼 수 있게 학교 가방이나 사물함에 넣어 둬요.

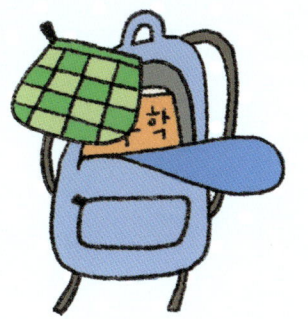
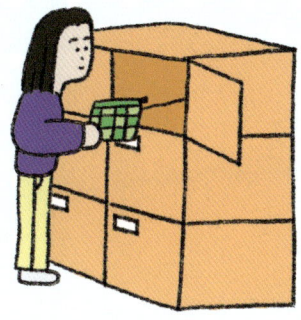

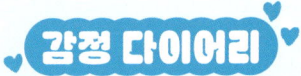

감정 다이어리

시시때때로 바뀌는 감정을 감정 다이어리에 기록해요. 내 감정을 차분히 들여다볼 수 있을 거예요.

언제?	상황	표정, 몸의 반응	감정 단어	감정의 강도

나만의 브래지어 디자인

어떤 색깔과 무늬의 브래지어를 입고 싶나요? 내가 입고 싶은 브래지어를 직접 디자인해서 아래에 그려 보아요.

브래지어 일기장

사춘기 동안 내 몸은 계속 변하기 때문에 6개월에서 1년마다 유방 사이즈를 측정하는 것이 좋아요. 아래 표에 차근차근 브래지어 사이즈를 기록해 두어요.

날짜			날짜	
밴드 둘레			밴드 둘레	
컵 크기			컵 크기	

날짜			날짜	
밴드 둘레			밴드 둘레	
컵 크기			컵 크기	

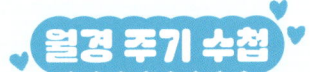

자신의 월경 주기를 알아 두면 다음 월경 시기를 예측하고, 몸 상태를 확인하는 데 도움이 될 거예요. 아래 기록장에 월경 주기를 기록해 보아요.

💧 (   )월

일	월	화	수	목	금	토

💧 (   )월

일	월	화	수	목	금	토

월경량			통증 정도		
■	◘	◻	■	◘	◻
많음	중간	적음	심한	가벼움	없음

💧 (   )월

일	월	화	수	목	금	토

💧 (   )월

일	월	화	수	목	금	토

★ 작가의 말 ★

사춘기 소녀들을 위한 다정한 안내자

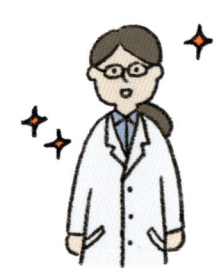

보건 교사로 일한 20여 년 동안, 보건실에서 수많은 청소년의 사춘기를 지켜보았어요. 사춘기 때 아이들은 감정이 휘몰아치고 신체도 급격히 변하며 자기 존재에 대한 고민에 빠지곤 해요. 부모나 친구와의 관계에서 갈등이 생기며 무척 혼란스러워하기도 하지요. 교사로서 저는 상담과 교육을 통해 그런 모습이 결코 이상한 것이 아니라, 지극히 자연스럽게 성장하는 과정임을 꼭 알려 주고 싶었어요.

특히 두 딸의 사춘기를 함께 겪으며 한 가지를 깨달았어요. 어른의 조언은 생각만큼 쉽게 아이들의 마음에 닿지 않는다는 것이지요. 그래서 이 시기에야말로 믿을 만한 누군가의 '다정한 안내'가 필요하다고 느꼈습니다.

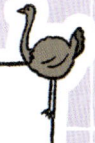

감정이 요동치고, 몸과 마음이 새로운 리듬을 익혀야 하는 시기에 지식보다는 공감, 설명보다는 이해, 처방보다는 위로가 훨씬 더 깊이 닿는다는 걸 학교 현장에서 오랫동안 배워 왔습니다. 그렇게 숨 쉴 틈이 필요한 어린이들에게 따뜻하게 곁을 지켜 주는 안내자가 되고 싶다는 마음으로 이 책을 쓰기 시작했습니다.

글을 쓰며 제 사춘기 시절을 조심스레 떠올려 보기도 했어요. 그 시절의 저도 사춘기가 혼란스럽기만 했고, 누군가로부터 다정한 안내를 받은 기억이 없더라고요. 이 책을 쓰는 동안 그때의 저를 만나 보기도 하고 '이런 이야기를 해 주는 사람이나 책이 있었더라면' 하는 상상에 빠졌답니다. 그랬다면 지금 '생각만 해도 이불을 차게 만드는 흑역사'가 덜 부끄럽지 않을까 하는 생각도 들었어요.

이 책이 자신만의 생각과 새로운 목소리가 깨어나는 시기를 지날 사춘기 소녀들에게 다정한 안내와 위로를 건네주기를 바랍니다. 그리고 그 곁에 있는 부모님과 어른들에게도 사춘기를 함께 건너는 데 필요한 작은 다리가 되기를 응원합니다.

이지현

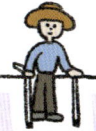

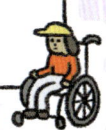

사춘기 소녀들을 위한 안내서

1판 1쇄 인쇄 | 2025. 8. 21.
1판 1쇄 발행 | 2025. 8. 29.

이지현 글 | 김푸른 그림

발행처 김영사 | **발행인** 박강휘
편집 김유영 | **디자인** 홍윤정 | **마케팅** 곽희은 김나현 | **홍보** 조은우
등록번호 제 406-2003-036호 | **등록일자** 1979. 5. 17. | **주소** 경기도 파주시 문발로 197(우10881)
전화 마케팅부 031-955-3100 | 편집부 031-955-3113~20 | 팩스 031-955-3111

© 2025 이지현 김푸른
이 책의 저작권은 저자에게 있습니다.
저자와 출판사의 허락 없이 내용의 일부를 인용하거나 발췌하는 것을 금합니다.

값은 표지에 있습니다.
ISBN 979-11-7332-321-8 73510

좋은 독자가 좋은 책을 만듭니다. 김영사는 독자 여러분의 의견에 항상 귀 기울이고 있습니다.
전자우편 book@gimmyoung.com | 홈페이지 www.gimmyoung.com

| 어린이제품 안전특별법에 의한 표시사항 | 제품명 도서 제조년월일 2025년 8월 29일
제조사명 김영사 주소 10881 경기도 파주시 문발로 197 전화번호 031-955-3100 제조국명 대한민국
사용 연령 10세 이상 ⚠주의 책 모서리에 찍히거나 책장에 베이지 않게 조심하세요.